Taghreed Abdul Hameed Al-Sadoon
Farah Gh. Al-Salihi

Badania biochemiczne i immunologiczne

Taghreed Abdul Hameed Al-Sadoon
Farah Gh. Al-Salihi

Badania biochemiczne i immunologiczne

dla Alanine Aminopeptidase Isoenzymes of Aborted Women

Wydawnictwo Bezkresy Wiedzy

Imprint

Cover image: www.ingimage.com

This book is a translation from the original published under ISBN 978-620-2-31831-0.

Publisher:
Wydawnictwo Bezkresy Wiedzy
is a trademark of
Dodo Books Indian Ocean Ltd., member of the OmniScriptum S.R.L Publishing group
str. A.Russo 15, of. 61, Chisinau-2068, Republic of Moldova Europe
Printed at: see last page
ISBN: 978-620-2-44872-7

O Autorach:

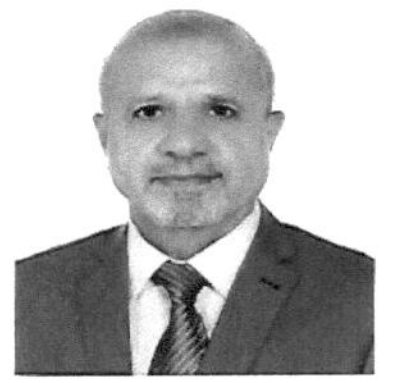

Dr *Farah Gh.Al-Salihi*, był profesorem biochemii klinicznej w Colloge of Science /Tikrit University-IRAQ. Otrzymał swój B.Sc.91974) oraz tytuł magistra (1977) z biochemii na Uniwersytecie Bagdadzkim/IRAQ, a następnie doktorat (1985) z biochemii klinicznej na Aston University/Birmingham - U.K.
Miał różne stanowiska pracy na uniwersytetach w Basrah i Tikrit, takie jak kierownik wydziałów chemii; nadzór nad 40 doktoratami i 10 doktorów.D Thesis ; Publikacja 60 artykułów naukowych w różnych irackich i międzynarodowych czasopismach; członkostwo w radzie redakcyjnej wielu irackich i międzynarodowych czasopism naukowych; członkostwo w Central Academic Promotions Committee / Tikrit University przez wiele lat ; Posiadanie wielu wyróżnień na Uniwersytecie Tikrit i w irackim Ministerstwie Szkolnictwa Wyższego, takich jak Pioneer supervisor studentów podyplomowych i Pioneer Professor Uniwersytetu Tikrit.

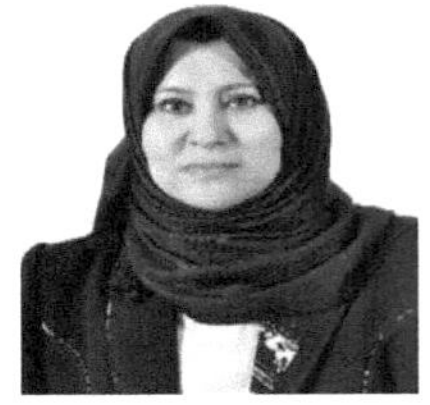

Taghreed Abdul Hameed Al-Sadoon, doktorant, jest adiunktem na Wydziale Stomatologii / Al- Iraqia University-IRAQ, uzyskała stopień B.Sc.(1981)i M.Sc. (1988) z biochemii na Uniwersytecie w Basrah / IRAQ, a następnie doktorat (2012) z biochemii klinicznej na Uniwersytecie Tikrit / IRAQ . Jest odpowiedzialna za kształcenie ustawiczne i doradztwo akademickie na Wydziale Stomatologii; członkostwo w Grupie ds. Bezpieczeństwa Chemicznego, Biologicznego, Radiologicznego i Jądrowego; nadzór nad 3 pracami magisterskimi; publikację szeregu prac naukowych w różnych irackich i międzynarodowych czasopismach.

Przedmowa:

W tym badaniu wykazaliśmy, że biochemia i biologia molekularna są ze sobą powiązane, ponieważ odnoszą się do zdrowia i choroby. Ilustruje to wykrywanie niektórych parametrów immunologicznych, takich jak: przeciwciała przeciwko podwójnemu stojącemu DNA (Anti-ds DNA), parametry hormonalne, takie jak: poziom progesteronu i aktywność enzymatyczna, takie jak: Alanine Aminopeptidase (AAP), które są nauczane odpowiedzialności za przyczyny nawracających spontanicznych aborcji w mieście Tikrit /IRAQ. .

Mamy nadzieję, że ta książka dostarczy czytelnikom narzędzia do zrozumienia i docenienia szczegółowych zasobów, które zawierają ciągle poszerzający się zasób wiedzy na temat Alanine Aminopeptidase AAP i jego oczyszczania jako skutecznego narzędzia przesiewowego w badaniach epidemiologicznych aborcji .

Podziękowania:

Chcielibyśmy wyrazić nasze najgłębsze podziękowania i uznanie dla wszystkich naszych kolegów i studentów, bez ich wiedzy i współpracy, praca ta nie byłaby możliwa.

Na koniec chcielibyśmy podziękować stypendystom· prasie, a w szczególności Marinie Godovaniuc, która prowadziła książkę aż do momentu jej wydania.

Na koniec chcielibyśmy podziękować naszym rodzinom za ich miłość, cierpliwość, wsparcie i zrozumienie naszej potrzeby poświęcenia dużej ilości osobistego czasu i energii na rozwój tej książki.

Dedykacja:

Ta praca jest poświęcona...

Nasze Rodziny, które były wielkim źródłem motywacji i inspiracji.

Wprowadzenie

Aborcja jest zakończeniem ciąży w dowolny sposób, zanim płód będzie wystarczająco rozwinięty, aby przeżyć w życiu [1]

Kobiety w ciąży narażone na ryzyko aborcji we wszystkich krajach, w tym w krajach rozwiniętych. Według badań statystycznych ONZ około (100) milionów kobiet narażonych na aborcję każdego roku [2]. Inne badania wykazały, że liczba aborcji dziennie na świecie wynosi 68 000 przypadków [3]. Badanie United National wykazało, że odsetek aborcji w Afryce, Azji i Ameryce Łacińskiej, Europie wynosi odpowiednio (17, 21,12 i 13) % wszystkich kobiet w ciąży. Aborcja spontaniczna jest nowym zagadnieniem pod względem skutków społecznych i ekonomicznych, przypisuje się ją kilku czynnikom, takim jak nieprawidłowości genetyczne i związane z macicą, dysfunkcje hormonalne i immunologiczne, czynniki zakaźne zanieczyszczające środowisko[4].

Ciąża jest zjawiskiem złożonym, jako płód nie odrzuca się produktu godowego dwóch zgodnych histologicznie osobników (połowa genów macierzyńskich i połowa ojcowskich) [5]. Rzeczywiście, w udanych ciążach, które prowadzą do urodzenia zdolnego do przeżycia płodu i które zachodzą w wyniku obniżonej regulacji lub stłumienia matczynego układu odpornościowego w pewien sposób pozwalając na rozwój nie własnej tkanki w obrębie w pełni kompetentnego immunologicznie środowiska macierzyńskiego. Podczas gdy płód nie jest odrzucany, wydaje się, że układ odpornościowy jest nadal w stanie funkcjonować, aby chronić matkę przed szerokim spektrum zewnętrznych patogenów w okresie ciąży, co wskazuje, że części jej układu odpornościowego muszą pozostać aktywne w większym lub mniejszym stopniu, aby chronić zarówno matkę jak i dziecko [5, 6].

Ciąża jest zatem uważana za stan tolerancji immunologicznej, a gdy te mechanizmy tolerancji zostaną złamane, może być odpowiedzialna za utratę ciąży lub samoistne poronienie [6].

Aminopeptydaza N (3.4.11.2) jest wszechobecnym enzymem obecnym w kilku ludzkich organach, tkankach i typach komórek. Alanina aminopeptydaza opisana jako wielofunkcyjna ("oświecenie księżyca") [7], białko pełniące zarówno funkcje enzymatyczne, jak i inne, włącznie z prezentacją antygenu i receptora dla niektórych wirusów ludzkich (np. wirusów koronowych) [8].

W szczególności, inhibitor aminopeptydazy został w rzeczywistości określony jako "czynnik immunomodulujący" we wczesnych badaniach klinicznych. AAP jest identyczny z cząsteczką CD13 różnicującą klastry komórkowe, która wyraża się na wczesnych przodkach granulocytów i makrofagów oraz na wszystkich etapach tych linii [9], **odgrywając** istotną rolę w funkcji komórek śródbłonka. [10,11] następnie indukcja apoptozy w aktywowanych limfocytach, dzięki czemu zapewniają one mechanizm tolerancji immunologicznej matki na płód [12,13].

Badanie to skupia się na typie I błony związane enzymem aminopeptydazy alaninowej, aby pokazać, że enzym ten może powodować utratę ciąży, a następnie charakteryzuje się aktywnym miejscu, projektowanie inhibitorów i ich możliwe zastosowanie w podejściach terapeutycznych. Coraz większą uwagę zwraca się na ocenę enzymów moczowych jako markerów diagnostycznych.

Cele badania:

W niniejszej pracy podjęto próbę rzucenia światła na określenie markerów biochemicznych w diagnostyce powikłań ciążowych, które powodują nawrotowe wypadanie ciąży i zostały przypisane do tolerancji immunologicznej, takiej jak np: -

1- Przeciwciała ACA przeciwko kardiolipinie u kobiet w normalnej ciąży i kobiet po aborcji oraz badanie zależności między przeciwciałami ACA w pojedynczej i nawracającej aborcji z pierwszym i drugim trymestrem.

2-Ewaluacja ważności Anti- dsDNA jako markera diagnostycznego w prawidłowej ciąży i porównanie z poziomem u kobiet, u których dokonano aborcji, a następnie wyjaśnienie związku pomiędzy Anti- dsDNA z pojedynczą i nawracającą aborcją w pierwszym i drugim trymestrze.

3-Określić aktywność AAP w moczu zdrowych kobiet w ciąży i kobiet, które poddały się aborcji oraz wyjaśnić związek między AAP z pojedynczą i nawracającą aborcją w pierwszym i drugim trymestrze.

4 - Oddzielenie i częściowe oczyszczenie izoenzymów AAP z moczu poronionych kobiet i osób zdrowych.

5-Kinetyczne badania izozymu AAP oczyszczonego z moczu poronionych kobiet

6-określenie poziomu progesteronu w prawidłowej surowicy ciążowej i w porównaniu z pojedynczą i nawracającą aborcją w różnych stadiach pierwszego i drugiego trymestru

7- Badanie zależności między hormonem progesteronowym a AAp poprzez pomiar wartości r- regresji korelacji.

8- Badanie zależności pomiędzy ACA i Anti-dsDNA z AAP poprzez pomiar wartości r-represji korelacji.

Rozdział pierwszy

1. Przegląd literatury

1.1. Implantacja

Zapłodniona komórka jajowa jest obecna prawie natychmiast po zapłodnieniu, a zarodek pozostaje w jajowodzie przez okres do 3 dni. Zarodek staje się blastocystą unoszącą się w jamie macicy [(14)] . Blastocysta wydziela również specyficzne substancje, które zwiększają receptywność endometrium dla udanej implantacji, co wymaga precyzyjnej synchronizacji pomiędzy rozwojem blastocysty a dojrzewaniem endometrium [(15)]. **Zarodek** rozwija się z wewnętrznej masy komórkowej blastocysty znanej jako embrioblast, która jest otoczona zewnętrzną warstwą komórek znanych jako trofoblasty, które później tworzą łożysko, jak pokazano na rys. 1.1 .

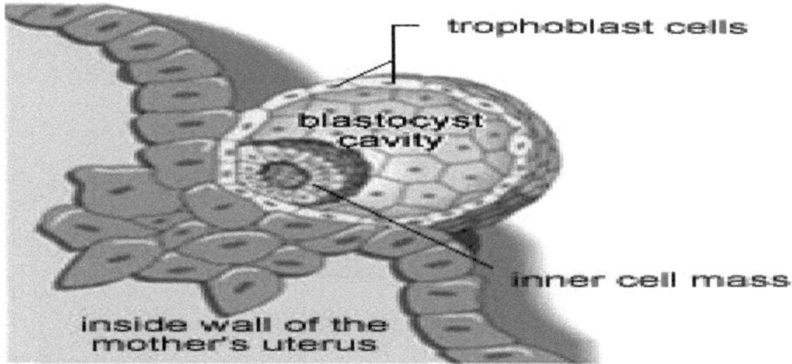

Rys. 1.1 Zarodek (w stadium blastocysty) osadzający się w wewnętrznej ścianie macicy w procesie zwanym implantacją[(16)].

Komórki zewnętrzne (komórki trofoblastów) blastocysty mają wyspecjalizowane cząsteczki adhezyjne, które wiążą się z komórkami nabłonkowymi endometrium. Komórki w ścianie macicy są pełne składników odżywczych i wody. Blastocysta łączy się między gruczołami macicy, wzdłuż ich powierzchni pokrywającej wewnętrzną masę komórkową (biegun embrionalny). Raz dołączone komórki trofoblastów uwalniają enzymy, które trawią, skraplają i oddzielają komórki matki, tworząc drogę wejścia do wnętrza ściany macicy. Komórki trofoblastów przechwytują lokalne składniki odżywcze i aktywnie dzielą się nimi z wewnętrzną masą komórkową [17] . Pod koniec pierwszego tygodnia zarodek intensywnie podróżował, zwielokrotnił się z jednej komórki do kilkuset, diametralnie zmienił swój kształt i złożoność, a także rozpoczął proces znajdowania stałego miejsca zamieszkania. Gdy są one w pełni rozwinięte, łożysko służy jako interfejs między matką a rozwijającym się płodem. Trofoblasty łożyskowe mają decydujące znaczenie dla powodzenia ciąży, pośrednicząc w kluczowych etapach, takich jak implantacja, produkcja hormonów ciążowych, ochrona immunologiczna płodu, zwiększenie przepływu krwi naczyniowej matki do łożyska i poród. Decydujące naturalne komórki zabójcze (NK) współpracują z ekstravillous trophoblasts w celu przebudowania tętnic spiralnych, aby uzyskać odpowiednie ukrwienie dla wzrostu płodu. Pewna przebudowa naczyń krwionośnych w zewnętrznym endometrium, które w tym procesie staje się znacznie zmienioną tkanką zwaną decidua. Praca obejmuje rozszerzoną i aktywowaną populację matczynych komórek NK w komórkach decidua i pozaszpikalnych trofoblastach. Te ostatnie są kierowane do przemieszczania się w kierunku decydua, gdzie odrywają ścianę mięśniową tętnic spiralnych i wypierają komórki śródbłonka, które te naczynia pokrywają. Ludzkie tętnice spiralne są przebudowywane na znacznie większą głębokość niż tętnice innych gatunków, a proces ten jest zakończony dopiero w 16-20 tygodniu ciąży[18, 19,20] Rysunek (1.2)

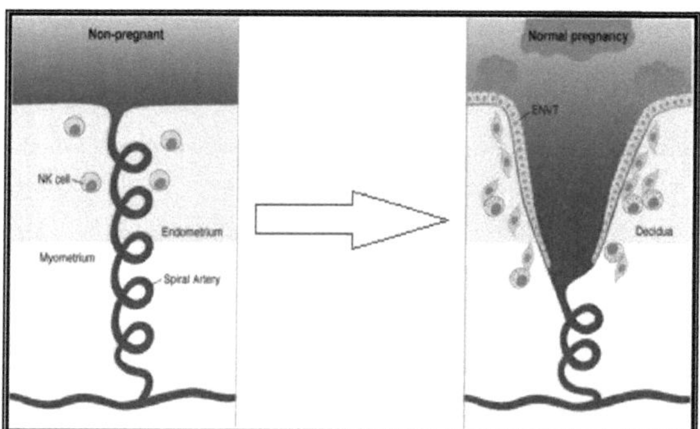

Rysunek (1.2) Ilustrowana przebudowa tętnic spiralnych przez pozaustrojowe komórki trofoblastyczne i komórki NK [20].

Lewy panel pokazuje nieciężarne endometrium w fazie wydzielniczej cyklu miesiączkowego tuż przed menstruacją. Prawy panel pokazuje błonę śluzową macicy w drugiej połowie normalnej ciąży, gdy tętnice spiralne są przebudowywane na głębokość, która przenika do błony śluzowej macicy [18].

1.1.1. Łożysko

Łożysko odgrywa główną rolę w równoważeniu wzrostu i rozwoju płodu z homeostazą matczyną, płód rozwija się w środowisku, w którym oddychanie, wyżywienie i funkcje wydalnicze są zapewnione przez łożysk o [21]. Łożysko ludzkie jest w kontakcie pośrednim z krwią matki, związek ten pozwala łożysku skutecznie przenosić substancje do płodu, jednocześnie służąc jako bariera pomiędzy płodem a matką[22]. **Z biegiem** czasu łożysko ewoluowało jako system, dzięki któremu żywe narodziny mogły odbywać się z niezawodnym sukcesem [23].

Funkcje łożyskowe pełnią rolę narządu podwzgórze-przysadka mózgowa z jego stymulującymi i hamującymi mechanizmami sprzężenia zwrotnego, które dynamicznie regulują czynniki wpływające na wzrost i rozwój płodu w różnych warunkach [1].

Zarówno narządy i tkanki matki (macica), jak i płodu (łożysko) przyczyniają się do tolerancji płodu na dynamicznych płaszczyznach kontaktu matki z płodem poprzez udział rozpuszczalnych cząsteczek (hormonów, prostaglandyn, cytokin, chemokin)[24]. Rysunek (1.3)

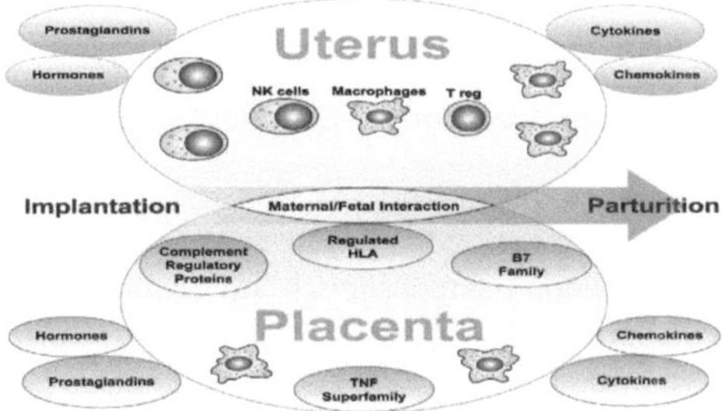

Rys. (1.3) Mechanizmy leżące u podstaw tolerancji matczynej płodu [23].

Komórki NK, naturalne komórki zabójcze; T reg CD4+ limfocyty T regulatorowe; superrodzina TNF, super rodzina czynników martwicy nowotworów

1.2 Aborcja

Aborcja jest zakończeniem ciąży w dowolny sposób, zanim płód będzie wystarczająco rozwinięty, aby przetrwać w życiu [(1)].

Aborcja spontaniczna jest definiowana jako naturalne zakończenie ciąży przed [20.] tygodniem ciąży w oparciu o datę pierwszego dnia ostatniej normalnej miesiączki [(24)] i porodu płodu, który waży mniej niż 500gm, ale w niektórych krajach europejskich mniej niż 1000gm [(25)]. Kliniczna klasyfikacja spontanicznej aborcji jest następująca:

1. Aborcja zagrożona

Jest to krwawienie z macicy we wczesnej ciąży, z skurczami lub bez.

2. Nieuniknionа aborcja

Objawy grożącej aborcji z fizycznym stwierdzeniem poszerzenia szyjki macicy.

3. Aborcja zupełna

Terminu tego używa się, gdy cała komórka jajowa została wydalona, przechodząc przez wszystkie produkty poczęcia z macicy.

4. Aborcja niekompletna

Przejście części produktów poczęcia z macicy.

5. Brakująca aborcja

W tym stanie objawy aborcji pojawiają się, ale ustępują później, bez wydalenia jakiejkolwiek części jajnika. Jajeczko umiera, ale jest zatrzymane w macicy.

6. Nawykowa aborcja

Oznacza to trzy lub więcej następujących po sobie aborcji, które są również nazywane nawrotową utratą ciąży (RPL) lub nawrotową spontaniczną aborcją (RSA).

Istnieje kilka czynników związanych z nawracającą utratą ciąży [26], jak pokazano w tabeli (1.1) .

Tabela (1.1) przedstawia czynniki związane z nawracającą utratą ciąży.

Ponieważ	**Procent**
Czynnik zakażenia	1%
Anatomiczny Nienormalny	5%
Czynnik endokrynologiczny	10%
Nieznany Czynnik	14%
Czynnik genetyczny	20%
Czynnik odpornościowy	50%

Etiologia aborcji jest często skomplikowana, a wiele niejasnych badań wykazało, że w wielu przypadkach aborcja jest przede wszystkim wynikiem nieprawidłowej aktywności macicy, a w innych przypadkach przyczyną aborcji są różne ojcowskie i płodowe przyczyny macierzyństwa.

1.2.1 Czynniki anatomiczne

Czynniki anatomiczne, które są związane z nawracającą utratą ciąży, są wykrywane u około 5% pacjentek albo wrodzone wady macicy, takie jak podwójna macica jak "dwuletnie, septyczne i didelpikalne" [27], albo nabyte nieprawidłowości anatomiczne, które obejmują adhezję macicy, endometriozę, lejmioma i niekompetencję szyjki macicy z powodu urazu lub operacji [25].

1.2.2 Czynniki zakaźne

Czynniki infekcyjne powodują 1% i rzadko są związane z sporadyczną utratą ciąży. Ogólnie rzecz biorąc, zdrowy system immunologiczny jest tolerancyjny na cząsteczki, z którymi składa się organizm (auto-antygeny). Jednakże, wśród głównych antygenów rozpoznanych podczas różnego rodzaju infekcji bakteryjnych, wirusowych i pasożytniczych. Zakażenie kiłą jest chorobą przenoszoną drogą płciową, wywoływaną przez mikroorganizm zwany Treponema palladium. Czynnik wywołujący zakażenie kiłą oraz Toxoplasmoza wywołana przez pierwotniaki znane jako Toxoplasma gonodii mogą łatwo przenikać przez łożysko i zarażać płód powodując wrodzoną kiłę, a wysoka częstość występowania pierwszych i drugich trymestrów spontanicznych poronień wśród kobiet ciężarnych z aktywną brucelozą [(28)].

1.2. 3 Czynniki endokrynologiczne

Brak równowagi hormonalnej może być przyczyną śmierci płodu w niewielkiej liczbie przypadków. Cukrzyca matczyna, niedoczynność i nadczynność tarczycy, niedostateczna faza lutealna i niedostateczna produkcja progesteronu przez łożysko mogą prowadzić do aborcji.

a. Choroba cukrzycowa

Cukrzyca jest zaburzeniem, w którym poziom cukru we krwi jest zbyt wysoki. Wysoki poziom cukru we krwi może uszkadzać organy, w tym naczynia krwionośne, nerwy, oczy i nerki, oraz wiązać się z nawracającą utratą ciąży [(29)].

b. Choroba tarczycy

Hormon tarczycy u normalnych kobiet w ciąży jest krytyczny dla rozwoju mózgu u dziecka. Czasami kobiety w ciąży cierpią z powodu dysfunkcji tarczycy, która prowadzi do nadczynności tarczycy, takich jak "Graves disease" lub "Hypothyroidism " Hasmhimoto zapalenie tarczycy jest związane z tachykardią płodu [(30)]. Również leki przeciwtarczycowe, które są stosowane w leczeniu, mogą przecinać łożysko i wpływać na płód tarczycy.

c.Progesteron

Progesteron jest hormonem niezbędnym do utrzymania ciąży. Hormon ten działa poprzez wiązanie się z jego wewnątrzkomórkowym receptorem , a następnie modulowanie transkrypcji i syntezy białek, wywołując w ten sposób zdarzenia genomowe ostatecznie odpowiedzialne za opóźnione skutki lub poprzez szybkie działania niegenomiczne w celu uregulowania wielu różnych funkcji biologicznych w jednostce feto -placental. Progesteron reguluje implantację blastocyst i rozwój łożyska poprzez indukowanie immunosupresji poprzez wydzielanie cytokin typu T-Helper cell 2 (Th2) [31] .

Limfocyty aktywowane w czasie ciąży wyrażają receptory progesteronowe, które umożliwiają indukowanie przez progesteron białka zwanego czynnikiem blokującym (PIBF) wywołanym przez progesteron. PIBF zwiększa produkcję cytokin typu Th2, sygnalizując poprzez nowy typ receptora IL-4, oraz indukuje zwiększoną produkcję asymetrycznych, niecytotoksycznych przeciwciał blokujących32) Rys. 1.4.

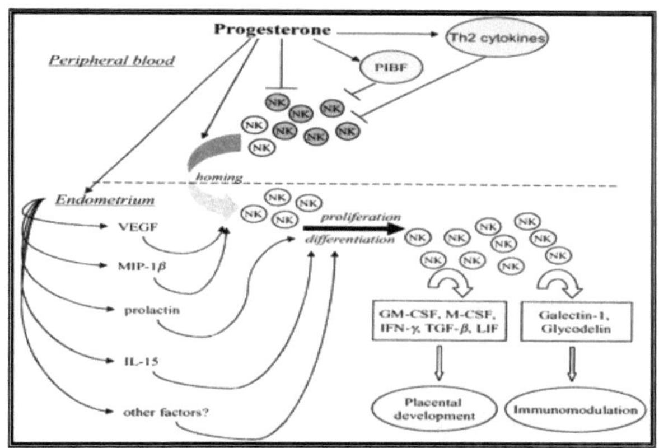

Rysunek (1.4) Wpływ progesteronu na interakcję receptor-ligand i szlak sygnałowy podczas ciąży [18]

Where:- PIBF: Progesterone-induced block factor , NK: Natural killer VEGF: Vascular endothelial growth facto,r MIP-1ß: Białko zapalne makrofagów, GM-CSF: Granulocyte-macrophage colony stimulating growth factors, M-CSF: Macrophage colony stimulating growth factors, IFN-gamma: Interferon gamma, TGF- ß: Transformacja współczynnika wzrostu beta, LIF: Czynnik hamujący białaczkę, IL-15 - receptor interleukinowy

Główne funkcj e Progesteronu to przygotowanie endometrium do implantacji i utrzymanie ciąży. Muskulatura macicy pod wpływem progesteronu pozwala na stały wzrost i rozwój wszczepionego trofoblastu ([33].

1.2. 4 Czynniki genetyczne

Czynnikiem genetycznym powodującym 20% nawracających poronień jest strukturalna aberracja chromosomalna u jednego lub obu partnerów nawracającej pary poronnej. Analiza chromosomów przeprowadzona przez badanie krwi znane jako kariotyp [34,24], obecne badania badają chromosomy, ale nie poszczególne geny rodziców lub płodów, które nie wychwytują mutacji pojedynczego genu, które mimo to mogą przyczyniać się do powtarzających się poronień. P rzyszłość jest jasna - dzięki szybkiemu rozwojowi technologii DNA będziemy w stanie lepiej wykrywać genetyczne przyczyny powtarzających się poronień.

1.2.5 Inne czynniki

Powoduje 14% powtarzających się przypadków utraty ciąży, w tym narażenie na działanie czynników środowiskowych w przypadku niektórych produktów, takich jak rozpuszczalniki organiczne stosujące leki, które mają skutki uboczne dla pacjentów , picie alkoholu i kawy[25] . Inne przyczyny związane z mężczyznami, których coraz więcej wskazuje na nieprawidłowe DNA plemników, mogą wpływać na rozwój zarodka i ewentualnie zwiększać ryzyko poronienia [2] .

1.2. 6 Czynniki odpornościowe

Dużo uwagi poświęcono roli układu odpornościowego w nawracającej utracie ciąży, która występuje w 50% przypadków. Macierzyńska adaptacja reakcji immunologicznych na wszczepiony zarodek jest kluczem do skutecznego ustanowienia jednostki płodowo-płodowej. Poronienie może być zatem konsekwencją niepowodzenia implantacji, drugorzędną w stosunku do niewłaściwej odpowiedzi immunologicznej humoralnej lub komórkowej na wszczepiony zarodek [35]. **W** obrębie macicy dochodzi do dramatycznej zmiany w endometrialnych subpopulacjach leukocytów w wyniku implantacji. Limfocyty T i B są identyfikowane głównie w tkance dystalnej błony śluzowej macicy do tkanek płodowych, podczas gdy komórki NK i makrofagi są dominujące w decyduach. Istnieje sześć różnych cząsteczek fosfolipidów, które mają bardzo ważne funkcje w błonach komórkowych i wewnątrzkomórkowych organelli. Mają one właściwości klejące, tzn. przypominają klej i pozwalają na łączenie komórek (co pozwala na bezpieczne przyleganie łożyska do macicy podczas implantacji); przeciwciała przeciwko tym fosfolipidom uniemożliwiają bezpieczne przyleganie lub często całkowicie je uniemożliwiają. Ponadto, przeciwciała przeciwko tym fosfolipidom zapobiegają przekształcaniu się cytotrofoblastów w syncytiotrofoblasty, które regulują substancje odżywcze dla płodu, jak pokazano na rys. 1.5.

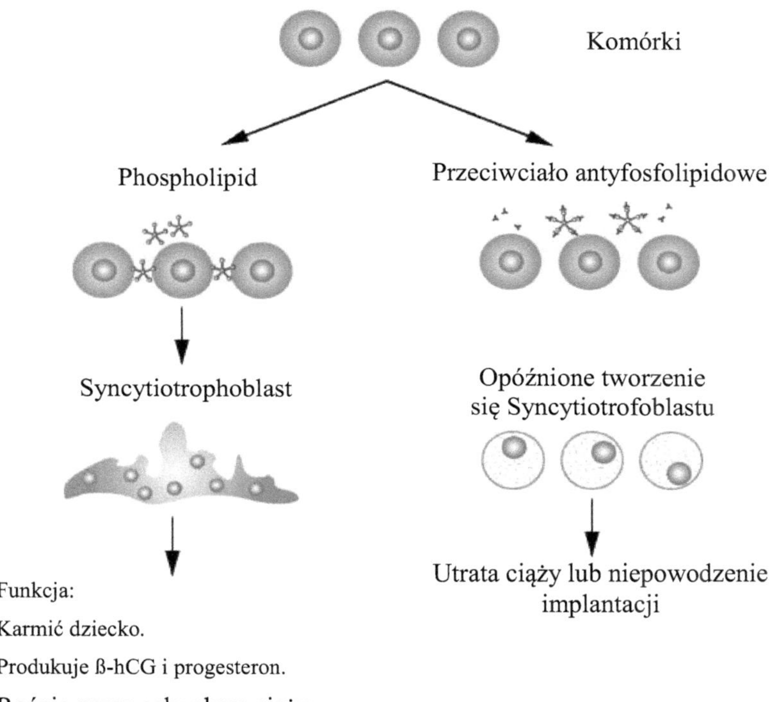

Rysunek (1.5) Rola cząsteczek fosfolipidów w rozwoju cytotrofoblastów w rozwoju syncytiotrofoblastów (36,37).

Śmierć lub uszkodzenie komórek może prowadzić do produkcji przeciwciał dla wszystkich lub jednej z tych molekuł.

1.2.6.1 Przeciwciała antykardiolipinowe

Ten nieprawidłowy proces autoimmunologiczny prawdopodobnie przerwie zdolność fosfolipidów do wykonywania swojej pracy poprzez: -

Przeciwciała antykardiolipinowe mogą powodować zawężanie się naczyń krwionośnych, powodując zmniejszenie przepływu krwi w całym układzie krążenia (ryc. 6A).

Połączenie zakrzepów krwi i zwężonych naczyń krwionośnych może zaburzyć dopływ krwi do płodu i łożyska, powodując całkowity zanik płodu lub spowolnienie wzrostu [38]. (Rysunek 6B)

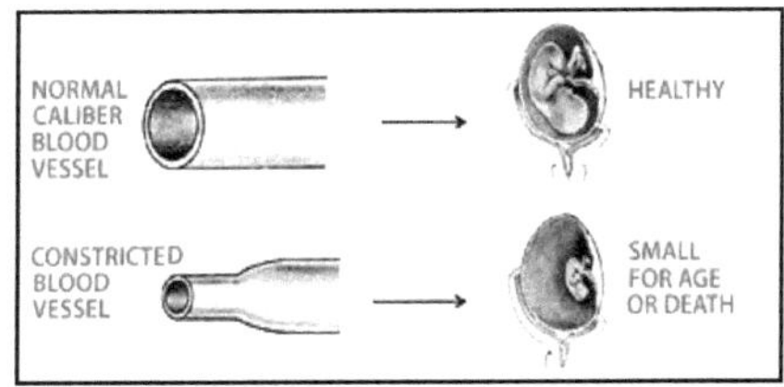

A) Ograniczone naczynia krwionośne

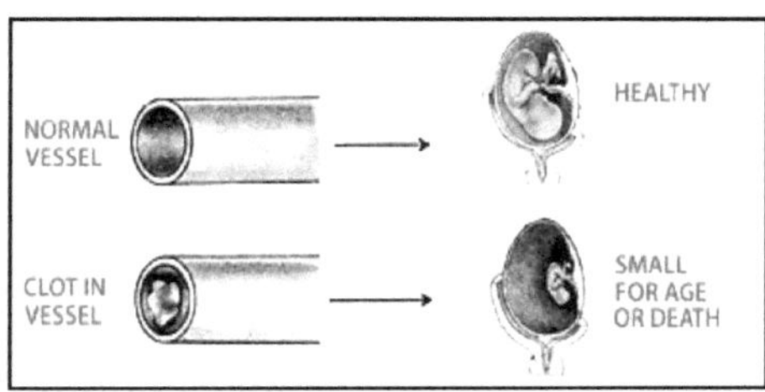

B) Tworzenie się skrzepu w naczyniach krwionośnych

Rysunek (1.6) Wpływ przeciwciał antyfosfolipidowych na naczynia krwionośne [38]

To coś naraża kobietę na ryzyko poronienia, wewnątrzmacicznego spowolnienia wzrostu i stanu przedrzucawkowego [6, 39]. Najczęstszymi przeciwciałami antyfosfolipidowymi związanymi z nawracającą utratą ciąży są te skierowane przeciwko kardiolipinie i fosfotydynowej surowicy [40]. Przyczyną, która prowadzi do wystąpienia nawracającej utraty ciąży, jest choroba autoimmunologiczna, taka jak "Zespół Antyfosflipidowy" (APS).

1.2. 6.2 Syndrom antyfosfolipidowy

Zespół antyfosfolipidowy (Antiphospholipid syndrome - APS) jest chorobą autoimmunologiczną charakteryzującą się zakrzepicą tętniczą lub żylną, nawracającą utratą ciąży i zwykle małopłytkowością w połączeniu z obecnością przeciwciał antyfosfolipidowych [41] . **Zespół** ten został opisany przez Grahama Hughesa (1983) jako zespół antykardiolipinowy, gdzie ten ostatni termin został następnie zastąpiony terminem ("zespół antyfosfolipidowy"), gdy stało się jasne, że przeciwciała przeciwko fosfolipidom innym niż kardiolipina, były również związane z manifestacją kliniczną (APS). Zespół Antyfosfolipidowy dzieli się na dwie grupy, są one:

a. Pierwotny zespół antyfosfolipidowy (PAPS)

Choroba ta występuje u pacjentów, u których nie występują inne rozpoznawalne choroby autoimmunologiczne [42].

b. Wtórny zespół antyfosfolipidowy (SAPS - Secondary Antiphospholipid Syndrom):

Choroba ta występuje u pacjentów z podstawową chorobą autoimmunologiczną, np. toczeń rumieniowaty układowy (SLE) [(42)]. Rozpoznanie APS polega na wykazaniu obecności przeciwciał antykoagulujących na toczeń (LAC), przeciwciał antykadiolipinowych (ACA) lub obu tych przeciwciał, które są charakteryzowane jako przeciwciała antyfosfolipidowe (APA).

Toczeń rumieniowaty układowy (systemic Lupus Erythematosus - SLE) jest jedną z chorób autoimmunologicznych, która może wpływać na szeroko rozpowszechnione miejsca, ale najczęściej objawia się w skórze, stawach, krwi i nerkach. Nazywany jest toczniem układowym, ponieważ może wpływać na organy i tkanki całego organizmu, co powoduje znacznie wyższy wskaźnik poronień niż w populacji ogólnej - sięgający 50% u pacjentów z aktywną chorobą [(43)].

1.2.6.3 Czynniki aloimmunologiczne

Badanie układu odpornościowego w zaawansowanej immunologii pozwala nam zrozumieć, w jaki sposób układ odpornościowy matki jest zmieniany podczas ciąży, aby płód nie został odrzucony przez jej organizm. Macierzyca jest pełna komórek immunokompetentnych, co pozwala płodowemu allograftowi rozwijać się przez 40 tygodni. Podczas ciąży, jednostka płodowa posiada mechanizm odpornościowy poprzez limfocyty T i B, naturalne komórki zabójcze (NK), różne rozpuszczalne immunologiczne czynniki regulacyjne (cytokiny) oraz przeciwciała.

We wczesnym okresie ciąży układ odpornościowy matki otrzymuje sygnały od maleńkiego płodu. Wiele z tych sygnałów jest hormonalnych, ale inne pochodzą bezpośrednio z przekazów genetycznych, które zostały przekazane przez ojca. Niektóre z tych wiadomości dotyczą rodzaju tkanki, znanego również jako antygeny ludzkich leukocytów (HLA) i rodzaju białych krwinek (leukocyty). HLA są wyrażone na białych krwinkach, są unikalne dla każdego człowieka i pozwalają na identyfikację każdego ciała obcego, takiego jak infekcje, nowotwory, przeszczepione organy i płody.

Jedna połowa płodu typu HLA pochodzi od matki, a druga połowa od ojca. Kiedy kobieta zachodzi w ciążę, jej system odpornościowy zazwyczaj rozpoznaje HLA ojca jako obcą istotę (antygeny HLA ojca na łożysku, które różnią się od antygenów matki). Kiedy to ma zastosowanie, matka wytwarza przeciwciało zwane przeciwciałem blokującym, które nazywa się Anti-Ojcowskie Przeciwciała Leukocytów (Anti Paternal Leukocyte Antibodies - APLA), które przyczepia się do łożyska. Przeciwciało, które wytwarza w tej sytuacji nie zabija; chroni dziecko i sprawia, że komórki łożyska rosną szybciej. Te przeciwciała pokrywają komórki dziecka i chronią płód przed zabójczymi komórkami matki [44, 38]. Patrz rysunek (1. 7).

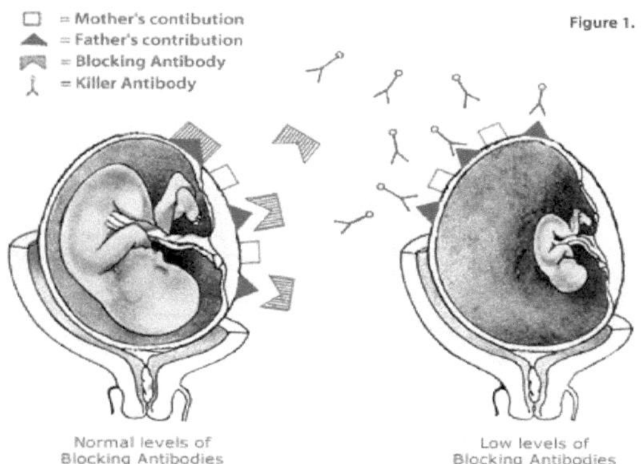

Rysunek (1.7) Wpływ blokowania przeciwciał na ciążę [37]

Kiedy antygeny HLA ojca umieszczone na łożysku są zbyt podobne do antygenów HLA matki, nie tworzy ona przeciwciała. W tej sytuacji dziecko nie jest chronione, komórki łożyska nie są stymulowane do wzrostu, a następnie dziecko umiera. Kobieta w ciąży interpretuje ciążę jako "zmienione ja" (tj. komórkę nowotworową) ;dlatego też komórki dziecka umierają, aktywują odpowiedź immunologiczną jako naturalne komórki zabójcze (NK), z którymi się urodziła, teraz błędnie interpretują dziecko jako raka. Występuje to w parach dzielących się antygenem HLA [45].

1. 2. 6.4 DNA anty-ds.

Rozwój przeciwciał reaguje na normalne składniki jądra komórkowego (które są albo czystym dwuniciowym DNA (ds DNA), jednoniciowym DNA (ss DNA), albo mniejszymi cząsteczkami zwanymi polinukleotydami i histonami tworzącymi pojedyncze nitki) (rys. 1.8). Przeciwciała te wywołują stan zapalny wokół embrionu podczas implantacji i wokół łożyska po implantacji [6, 36].

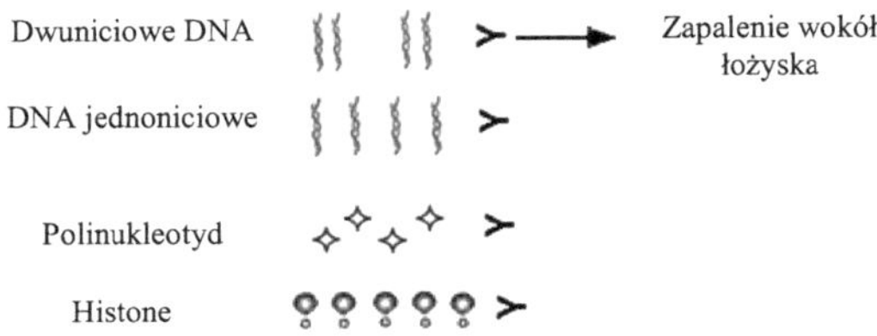

Rysunek (1.8) Rodzaje przeciwciał przeciwjądrowych Autoantibody [36].

Wzór jest zgłaszany jako jednorodny, jądro lub plamisty:

- **Jednorodne:** przeciwciało jest do ss DNA lub ds DNA.
- **Nucleolus:** przeciwciało jest kierowane do polinukleotydów.
- **Speckled:** przeciwciało jest skierowane przeciwko histonom.

Niektóre kobiety wykazują mieszany wzór plamisty/jednorodny [36].

Znaczący udział przeciwciał (ANA, Anti-dsDNA) we wczesnej aborcji wynika z interakcji między matczyną i płodową tkanką oraz układem odpornościowym. To decyduje o tym, czy ciąża się powiedzie czy nie. P owtarzająca się spontaniczna aborcja (RSA) lub nawykowa aborcja, którą definiuje się jako utratę trzech lub więcej z powodu podniesienia (ANA, Anti-dsDNA) oraz fundamentalne zmiany w regulacji genów, które prowadzą do unikalnej ekspresji HLA [46,47] .

Dokładny mechanizm leżący u podstaw uczulenia macierzyńskiego jest nieznany, ale przeciwciała zostały wykryte w 16 tygodniu ciąży. Zakażenie, które może wystąpić w czasie ciąży, zostało zaproponowane jako najczęstszy czynnik, ponieważ związane jest z endometriozą i zmianami zapalnymi szyjki macicy i łożyska [48].

DNA anty-ds znajduje się w 60-70 % z aktywnym, nieleczonym toczeniem rumieniowatym układowym (SLE) i nawracającymi spontanicznymi poronieniami (RSA), natomiast anty-ssDNA znajduje się w chorobach przewlekłych [47].

1.3 Enzym w moczu

Enzymy wydalane z moczem jako część wydzielanych egzosomów, które są małymi pęcherzykami, pochodzą pośrednio z koniuszkowego układu endosomalnego, spośród 295 białek zidentyfikowanych w moczu, co ilustruje potencjalną wartość diagnostyczną, prognostyczną i patofizjologiczną, dlatego też istnieją pewne badania poszczególnych białek w poszukiwaniu biomarkerów moczu różnych chorób [48,]. Kilka przykładów ważnych enzymów diagnostycznych znajduje się w moczu z powodu uszkodzenia poszczególnych narządów i odzwierciedla możliwości zlokalizowania miejsca uszkodzenia w diagnostyce choroby [49].

1.3.1 Ważny enzym moczowy

Szczególną uwagę poświęcono frakcjom cząstek stałych w moczu, aby poprawić zarówno patobiochemiczne zrozumienie chorób, jak i znaczenie diagnostyczne oznaczeń aktywności enzymów. Dostępnych jest wiele danych na temat enzymów w surowicy, ale niewiele jest opublikowanych informacji na temat ich różnorodnych form w moczu.

Najważniejsze enzymy w moczu :Aminopeptydazy alaninowe AAP, Asparte Aminopeptydazy AST , Aminotransferaza alaninowa ALT, Dehydrogenaza mleczanowa LDH , Fosfataza alkaliczn a ALP , Fosfataza kwaśna ACP , N-acetylo-β-D-glukozaminidaza NAG , Gamma-Glutamylotransferaza GGT, Aminopeptydazy LAP leucyny [50,5 1].

Izoenzymy obecne w moczu, takie same jak we krwi, mogą być oddzielone za pomocą (chromatografia jonowymienna) z użyciem DEAE-Sephadex A-50 lub chromatografia jonowymienna z użyciem DEAE i żelu celulozowego [52] .Trzy enzymy (AAP), (ALP), (GGT), które występują w moczu osoby zdrowej w dwóch postaciach rozpuszczalnych i koloidalnych mogą być rozdzielone przez elektroforezę w żelu agarowym i ultracentryzację. Postać koloidalna ma tę samą migrację trzech enzymów, podczas gdy postać rozpuszczalna ma inną migrację. Migracja elektroforetyczna dla każdego AAP i GGT jest powolna w przypadku leczenia (Neuraminidaza). Dwie formy GGT rozpuszczalne i koloidalne mają różną migrację elektroforetyczną w przypadku leczenia (eter n-butanolodiizopropylu) [53,54].

1.3.2 Znaczenie diagnostyczne enzymów moczowych

Coraz większą uwagę zwraca się na ocenę enzymów moczowych jako diagnostycznych markerów nefrotoksyczności, które mogą być również wykorzystywane do lokalizacji miejsca uszkodzenia nerek. Enzymy te w obrębie cewki proksymalnej (GGT, ALP i aminopeptydaz) okazały się być dobrymi markerami uszkodzenia cewki proksymalnej i wydają się być stosunkowo wrażliwe, wiarygodne markery uszkodzenia nerek, które mają duży potencjał w badaniach oceny bezpieczeństwa, ponieważ są łatwiejsze do zmierzenia niż inne testy funkcji nerek [(55, 56)].

Uszkodzenie łożyska powoduje charakterystyczne zmiany w enzymach surowicy matki, które mogą być użyteczne diagnostycznie. Jednym z problemów w położnictwie jes t rozpoznanie "dysfunkcji" lub "niewydolności" łożyska, terminów używanych przez położników do określenia procesu upośledzonego przekazywania składników odżywczych, co prowadzi do opóźnionego wzrostu płodu, a w końcu do upośledzonego przekazywania tlenu, co prowadzi do niedotlenienia płodu i ewentualnie śmierci z powodu niedotlenienia. Kryteria te zostały zastosowane do oceny badań funkcji łożyska. Ustalono, że liczba enzymów we krwi matki pozostaje niezmieniona w normalnej ciąży, ale inne wzrastają albo w czasie normalnej lub nieprawidłowej ciąży, albo w obu przypadkach, w nieprawidłowej ciąży, wiele enzymów stwierdzono wzrost. Tak więc zwiększone stężenie obu aminotransferaz stwierdzono u dwóch z 14 pacjentów z łagodną stanem przedrzucawkowym i 11 z 12 z eklampią, toksemia jest związana z uszkodzeniem wątroby i sugeruje się, że ocena aminotransferaz w surowicy może mieć wartość rokowniczą w toksemii. Podobnie dehydrogenaza izokitynianowa może wykazywać przejściowy wzrost stanu przedrzucawkowego lub przypadkowy krwotok, prawdopodobnie spowodowany zawałem łożyska i zwiększonym stężeniem dehydrogenazy mleczanowej u czterech pacjentów z nadciśnieniem. Jednak oksydaza diamentowa, oksytocynaza aminoptydaza leucynowa oraz stabilny termicznie izoenzym ALP, które wzrastają podczas normalnej ciąży, zostały uznane za przydatne w zarządzaniu ciążą [(57)] .

1.4 Aminopeptydazy

Proteazy regulują wszystkie aspekty funkcji życiowych, od zapłodnienia, poprzez rozwój, aż do śmierci komórek. Różne zdarzenia patologiczne wiążą się z dysregulacją aktywności proteinaz, w tym układu krążenia, rozrodczości, nowotworów, cukrzycy, trawienia i choroby Alzheimera.

Wykazano również, że peptydazy odgrywają ważną rolę w regulacji ciśnienia tętniczego krwi w czasie ciąży, a wiele artykułów ocenia udział peptydaz, takich jak nowa podrodzina oksytocynazy aminopeptydaz i innych endopeptydaz, takich jak neprylizyna i jej pochodne, w procesach rozrodczych, a zwłaszcza w stanach przedrzucawkowych ([58]).

1.4.1 Aminopeptydaza alaninowa

Polypeptide (n residues) + H_2O → Amino Acid + Polypeptide (n-1 residues)

Aminopeptydazy alaninowe są szeroko rozpowszechnionymi enzymami katalizującymi rozszczepianie aminokwasów z aminokwasów pochodzących z aminokończyków białek lub substratów peptydowych, jak pokazano w powyższym równaniu, i mogą lokalizować się jako organella subkomórkowe w cytoplazmie lub jako składniki błonowe. Niektóre są monomeryczne, inne są zespołami o stosunkowo dużej masie (50 kDa) podjednostek. Wiele, ale nie wszystkie, z tych peptydaz to metaloenzymy cynku (rodzina M1). AAP lub APN (EC 3.4.11.2), znane również jako CD13, mikrosomalna aminopeptydaza, aminopeptydaza M, aminopeptydaza alaninowa, aminopeptydaza związana z cząstkami, (glikoproteina: gp150) były przedmiotem intensywnych badań. Pełnowymiarowa AAP składa się z 967 aminokwasów z krótką N-końcową domeną cytoplazmatyczną, pojedynczą częścią transmembranową i dużą ektodomeną komórkową jest domeną białka błonowego, która rozciąga się w przestrzeni pozakomórkowej (poza komórką) zawierającej aktywne miejsce [59,60], jak pokazano na rys. 1.9.

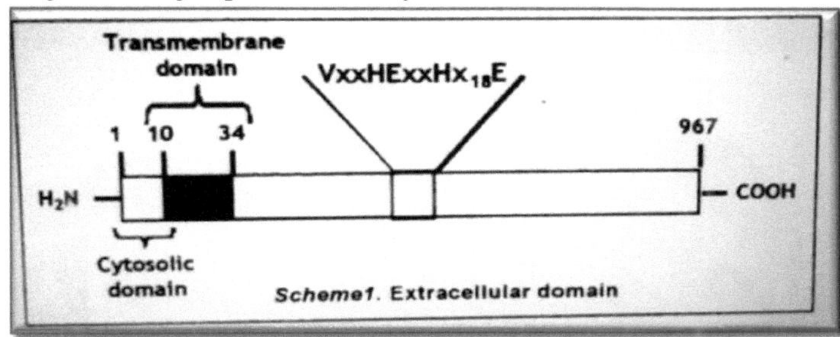

Rysunek (1.9) Domena pozakomórkowa [64]

Struktura domeny katalitycznej wykazuje motyw wiązania metalu (HEXXHX18E) jest domeną katalityczną występującą w domenie. Jon cynku jest koordynowany przez His297, His301, Glu320 i molekułę wody. Rowek na domenie katalitycznej, który zawiera aktywne miejsce, jest pokryty domeną C-końcową, a wewnątrz białka tworzy się duża jama. Jednak w centrum domeny

C-terminal znajduje się mały otwór. . Enzym ten jest dobrze zachowany w różnych gatunkach, takich jak ssaki, owady, rośliny i bakterie. Wraz z niektórymi endopeptydazami, aminopeptydaza N odgrywa główną rolę w degradacji peptydów, co umożliwia wykorzystanie aminokwasów jako składników odżywczych. Additionall, aminopeptydaza N jest znana z tego, że posiada istotne funkcje fizjologiczne jako receptor, niezależnie od jej funkcji enzymatycznych wirusa koronowego [61] .

Alanina aminopeptydaza jest opisana jako wielofunkcyjne ("oświecenie księżyca") [7] białko pełniące zarówno funkcje enzymatyczne, jak i inne, w tym prezentację antygenu [8] . W szczególności inhibitor aminopeptydazy został w rzeczywistości określony jako "czynnik immunomodulujący" we wczesnych badaniach klinicznych. CD13/APN kontroluje morfogenezę komórek śródbłonka [62], reguluje indukcję cytokinową komórek śródbłonka, które odgrywają zasadniczą rolę w funkcji komórek śródbłonka [10,11].

Struktura epitopu było białko i analiza sekwencjonowania wykazały, że był prawie identyczny z APN [63], i zmniejszyła przyczepność komórek do różnych cząsteczek adhezyjnych, w tym kolageny i fibronektyny [64] . Funkcje te ułatwiają modulację bioaktywnych odpowiedzi peptydowych, wpływ na funkcje odpornościowe w odniesieniu do wzrostu komórek złośliwych, APN został związany z szeregiem cech fenotypu złośliwego (np. proliferacji komórek, wydzielania, inwazji i angiogenezy [9].

Modelowa reprezentacja domeny transmembranowej aminopeptydazy alaninowej do dużego hydrofilowego obszaru pozakomórkowego, który zawiera aktywne miejsce, pozostałość zaangażowaną w N -terminalnym miejscu wiązania peptydu kotwiczącego AAP związanego z membraną[65] . jak pokazano na rys. 1.10.

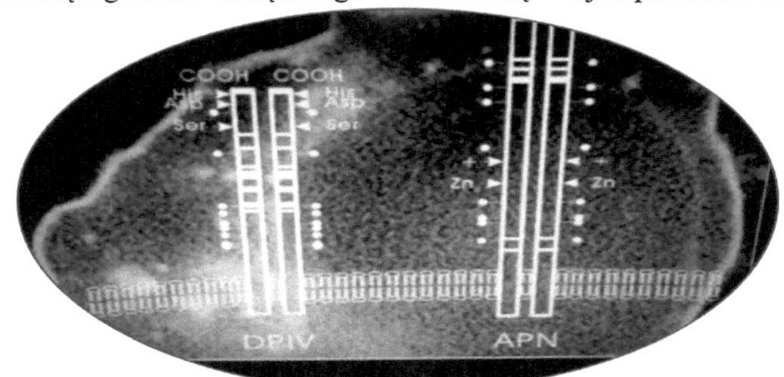

Rysunek (1.10) Modelowe przedstawienie alaniny domena transmembranowa aminopeptydaza [68].

Porównanie sekwencji sklonowanego cDNA wykazało, że AAP jest identyczny z cząsteczką różnicowania komórkowego CD13, która wyrażała się na wczesnych przodkach granulocytów i makrofagów oraz na wszystkich stadiach tych linii [(65)] . Dowody na lokalizację aktywności aminopeptydazy na powierzchni komórki uzyskano, stosując podłoże związane ze szkłem i wykrywając uwalnianie się pozostałości końcowych [(66, 67)].

1.4.2 Źródło aminopeptydazy alaninowej

AAP jest wszechobecnym enzymem szeroko rozpowszechnionym w tkankach ssaków i płynach ustrojowych jelita cienkiego, wątroby, fibroblastów, osocza, wysoko w komórkach nabłonkowych, komórkach śródbłonka, monocytach, komórkach dendrytycznych, granulocytach [(69)], łożysku [(70)] nasieniu ludzkim [(71)] i proksymalnym kanaliku nerkowym [(72)].

1.4.3 Izoenzymy aminopeptydazy alaninowej

Izoenzymy są enzymami , które katalizują tę samą reakcję. Jednak niekoniecznie mają one te same właściwości fizyczne z powodu genetycznie uwarunkowanych różnic w sekwencji aminokwasów. Z tego powodu izoenzymy mogą zawierać różną liczbę naładowanych aminokwasów i dlateg o mogą być oddzielone od siebie elektroforezą. Spośród różnych aminopeptydaz, heterogeniczność aminopeptydazy alaninowej była najczęściej badana metodami elektroforetycznymi, chromatograficznymi i immunologicznymi.

Oddzielono dwa pasma aminopeptydazy alaninowej od ludzkiej wątroby i trzustki za pomocą elektroforezy w żelu agarozowym i stwierdzono, że intensywność jednego pasma korelowała z cholestazą, podczas gdy drugie było czułym i specyficznym markerem choroby trzustki [(58)]. AAP oczyszczano z moczu pacjentów z rakiem dróg moczowych i osób zdrowych poprzez filtrację żelową przy użyciu sefadeksu G-50, a dwa izonimy AAP (I.II) oddzielano od próbek moczu pacjentów przy użyciu DEAE -Sephadex A-50 [(55)].

1.4.4 Oczyszczanie aminopeptydazy alaninowej (AAP)

Ludzka aminopeptydaza alaninowa została oczyszczona z wątroby klasycznymi metodami chromatograficznymi. W warunkach naturalnych masa cząsteczkowa AAP wynosi około 280 KDa, natomiast w warunkach denaturacji - około 140 KDa, zgodnie z metodą i warunkami analizy [(73)].

Trzy formy aminopeptydazy alaninowej AAP1, AAP2 i izoenzymów AAP3 zostały oczyszczone do homogeniczności z kory nerkowej wody
Procedury oczyszczania obejmowały chromatografię anionowymienną na kolumnie DEAE-celulozowej oraz filtrację żelu przez kolumnę Sephacryl S-300. Wszystkie oczyszczone izoenzymy okazały się jednorodne, co oceniono na podstawie natywnej elektroforezy żelu poliakrylamidowego [(72)].

Podczas gdy Mattenheimer został oczyszczony z ludzkiego i zwierzęcego moczu poprzez dializę i fitrację żelu Sephadex G -25. [74] Starnes & Belial zauważyli równowagę między 8 000 formami monomerycznymi 118 000 a 235 000 dimeryczną formą aminopeptydazy alaninowej w wątrobie w rozcieńczonych roztworach soli. Każda jednostka 118000 zawiera jeden atom aminopeptydazy alaninowej cynku jest glikoproteiną, a część węglowodanowa stanowi od 12 do 21% jej masy, w zależności od źródła tkankowego aminopeptydazy alaninowej może zawierać dużą liczbę grup kwasu ślinowego [75].

Wpływ temperatury inkubacji aminopeptydazy alaninowej w moczu ludzkim ujawnił, że aktywność rośnie wraz z temperaturą i należy zauważyć, że etykieta ciepła Km rośnie wraz z temperaturą. W konsekwencji wartość Q10 jest wyższa dla Vmax bez osiągnięcia denaturacji enzymu [76].

Jung i Scholz, został oczyszczony z ludzkiego enzymu moczowego przez filtrację żelową przy użyciu Sephadexu G-50, a aktywność pozostaje stabilna przez co najmniej trzy tygodnie w filtrach żelowych zamrożonych w temperaturze - 20 °C, podczas gdy zależność pH aminopeptydazy alaninowej w surowym i przefiltrowanym żelem ludzkim moczu wykazała optymalne pH w temperaturze (7,4-8 i 7,8) [77] .

1.4. 5 Inhibitory aminopeptydazy alaninowej (AAP)

W organizmach żywych, enzymy pracują w skomplikowanych sieciach , aby pełnić różne funkcje biologiczne do analizy tych funkcji potrzebne są specyficzne inhibitory enzymatyczne, takie inhibitory byłyby bardzo cenne w wyjaśnianiu procesów chorobowych i mogą mieć zastosowanie w leczeniu choroby.

Jednak mechanizm hydrolityczny tych aminopeptydaz został wyjaśniony. Istotnie, zaproponowano dwa sposoby oddziaływania między substratami a katalitycznym jonem Zn, w pierwszym Zn^{+2} jest złożony zarówno przez wolną grupę aminową, jak i grupę karbonylową peptydu, który ma być rozszczepiony. W drugim mechanizmie zaproponowano miejsce wiązania jonowego rozpoznające grupę α -amino, jak pokazano na rycinie (1. 11).

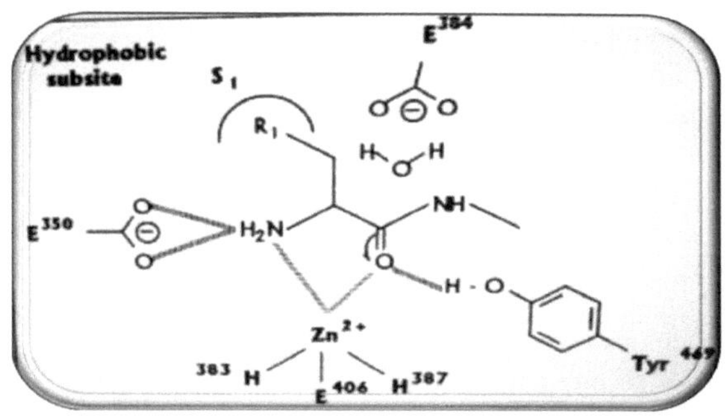

Rys. (1.11) Hydrolityczny mechanizm aminopeptydazy [68].

AAP ma szeroką specyficzność i jest najbardziej skuteczny w pH 7 - 8, enzym uwalnia preferencyjnie N-końcowe aminokwasy hydrofobowe z oligopeptydów z wyjątkiem proliny, hydroksyproliny i kwasu gama-glutaminowego.Na podstawie skuteczności podstawionych β-naftyloamidów wykorzystujących te związki jako punkt odniesienia określono preferowaną kolejność rozpoznawania aminokwasów, przy czym kolejnością preferowaną dla rozszczepienia był Ala> Met> Phe> Tyr> Leu> Arg> Glu,Odpowiednie stężenia(Mn+2 , Cd+2 , Cu+2 Hg+2 , Puromycyna) dały wyraźne zahamowanie [68] .

1.5 Fas i Fas ligand (Fas L):-

Znane są ligandy Fas- Fas (FasL), które odgrywają ważną rolę w regulacji odpowiedzi immunologicznej [12]. Fas (CD95) jest białkiem błonowym typu I należącym do superrodziny TNF (tumor necrosis factor), a FasL jest białkiem błonowym typu II należącym do rodziny ligandów TNF i CD40. Stwierdzono, że molekuły te są szeroko wyrażone w wielu tkankach, w komórkach T i B, komórkach NK i makrofagach [13] . Cząsteczki te są również wyrażone na wewnętrznych cytotrofoblastach i zewnętrznych komórkach syncytiotrofoblastów łożyska, jak również na macierzyńskich komórkach decentralnych łożyska [76]. Główną funkcją interakcji Fas/FasL i aktywacji Fas jest indukcja apoptozy w aktywowanych limfocytach, dzięki czemu zapewniają one mechanizm tolerancji immunologicznej matki na płód [12,13]. Białko Fas jest strukturą 319 aminokwasową składającą się z 3 domen: domena pozakomórkowa, domena transmembranowa i domena cytoplazmatyczna [78] .

Receptor indukujący zgon Fas jest aktywowany, gdy usieciowane przez białko błony typu II ligandu Fas (FasL), wysoka ekspresja Fas występuje na aktywowanych limfocytach T [79] Najpierw konieczna jest trimeryzacja Fas, aby propagować sygnał indukujący apoptozę, a następnie obserwowana fragmentacja jądrowa i kondensacja chromatyny. Doprowadziło to do wniosku, że Fas/FasL zabija komórkę jak pokazano na rysunku (1.12) [80].

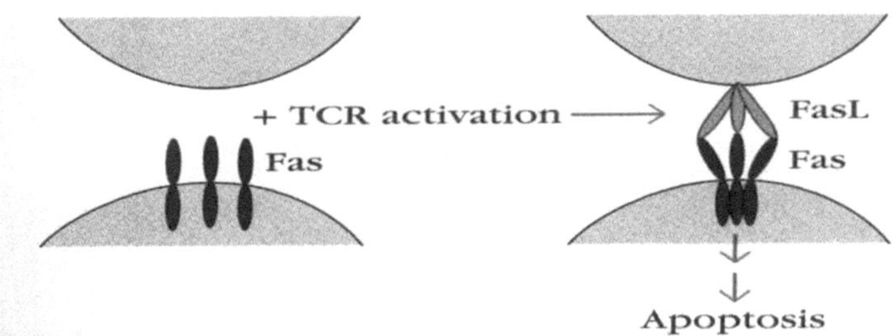

Rysunek (1.12): Fas znajduje się na powierzchni komórek jako monomer. Po aktywacji komórki T, wywoływana jest trimeryzacja i sygnał może być przekazywany w celu zabicia komórki T. Na dole znajduje się ogniwo T, na górze - ogniwo nośne Fas ligand [81].

FasL może być związana błoną (forma 42-48 kDa) lub może być rozszczepiona przez metaloproteinazy w celu uwolnienia pozakomórkowej części jako rozpuszczalna FasL (sFasL) , więc proponowana rola AAP dzięki posiadaniu podobnej lokalizacji błony związanej i krótkiej cytoplazmatycznej struktury domainowej, prowadzi nas do zarybistyzowania, że AAP albo działa jako współreceptor lub wiąże się z obwodową cząsteczką sygnalizującą błony plazmowej przed aktywacją drogi Fas/Fasl.

FasL,Fas była zlokalizowana głównie na komórkach znalezionych w mleku matki, z których niektóre są matczynymi leukocytami. Ponadto Kauma i wsp. (1999)[12] wykazali, że FasL wyrażona na komórkach trofoblastów może indukować apoptozę w aktywowanych limfocytach obwodowych, ponieważ trofoblasty z interfejsu płodowego matczynego układu odpornościowego, a więc potrzebę lokalnych mechanizmów tolerancji immunologicznej[12]. W czasie ciąży dochodzi do dużego napływu makrofagów i limfocytów do przestrzeni międzypłodowej, leukocyty stanowią do 40% komórek znajdujących się w decidua w czasie ciąży [82].

Nasze badania koncentrują się na typie I enzymu błony szczególnej alaninowej aminopeptydazy, aby dostarczyć informacji, że enzym ten może powodować utratę ciąży, a także charakterystyka aktywnego miejsca, projektowanie inhibitorów, które mogą być stosowane w podejściach terapeutycznych, a także badanie korelacji między enzymem i innych odpowiedzi immunologicznych na poparcie naszej hipotezy.

Rozdział drugi

2. Materiały i metody

2.1 Chemikalia

- Chemikalia te zostały pozyskane od następujących firm:
- **Firma BDH:** amid akrylowy, N,N-metyleno-bisakrylamid, kwas solny, metanol, wodorotlenek sodu, węglan sodu, pentahydrat siarczanu miedzi, ciokaluty folinowe, N,N,N-tetrametylenodiamina, nadsiarczan amonu, lodowaty kwas octowy, metanol.
- **Firma Fluka:**

Chlorek sodu, alanino-4-nitroanilid, (DEAE-Cellulose), potas sodowy winian, siarczan dodecylu sodowego (SDS)

- **Chem. Dostawca**: Kwas trójchlorooctowy (TCA).
- **Pharmacia Fine Chemicals**:Sephadex G- 50, DEAE-celuloza.
- **Sigma Company:**Albumina surowicy bydlęcej.
- **Merck Company** (CBB)Coomassie Brilliant blue R-250.
- **Biomaghreb** -Tunezja:**Zestaw do badania** przesiewowego na obecność przeciwciał antykadiolipinowych, Zestaw do badania przesiewowego na obecność dwuniciowych przeciwciał DNA
- **Bio Check - Anglia :** Human Progesteron hormone kit.

2.1.2 Instrumenty

Poniższa lista zawiera instrumenty, które były używane w trakcie tej pracy:.

1- Spectronic 21 (Milton Roy) U.S.A.

2-Elektroniczna równowaga (A&D Anglia).

3-pH-metr (Jenway - Włochy)

4-ELISA (Bioteck- USA)

5- Łaźnia wodna (Memmert- Niemcy).

Przyrząd do 6-Elektroforezy (Fisher Scientific UK FB VE 10-1)

2.1.3 Pacjenci i próbki

G rupa pacjentów złożona z 66 ciężarnych kobiet z historią pojedynczej aborcji lub nawracającej spontanicznej aborcji (RSA) uczęszczała na Oddział Położniczy i Ginekologiczny w Tikrit Teaching Hospital w mieście Tikrit,

Przedmioty badań

- **Pierwsza grupa**: 20 kobiet z pojedynczą aborcją w pierwszym trymestrze ciąży
- **Druga grupa**: 10 kobiet z pojedynczą aborcją w drugim trymestrze ciąży
- **Trzecia grupa:** 24 kobiety z nawracającą aborcją w pierwszym trymestrze ciąży
- **Czwarta grupa:** 12 kobiet z nawracającą aborcją w drugim trymestrze ciąży

Porównania zostały przeprowadzone z grupą kontrolną, która składa się z (40) kobiet; 25 normalna ciąża, która nie miała historii lub dowodów klinicznych aborcji; normalna ciąża (pierwszy i drugi) trymestry, i 15 nieciężarnych kobiet w tym samym wieku i uważane za kontrolę kliniczną.

Pięć mililitrów (ml) krwi żylnej pobrano od osoby zdrowej i pacjentów, próbki krwi odwirowywano w temperaturze (1000 x g) przez 3 minuty od momentu krzepnięcia krwi, a następnie rozdzielano na trzy części i przechowywano w probówkach z dodatkami. Wszystkie surowice były przechowywane w głębokim zamrożeniu do momentu użycia w oznaczeniach przeciwciał antykardiolipinowych (ACA), przeciwciał przeciwko dwuniciowemu DNA (Anti -ds DNA) i hormonu Progesteron.

Próbki świeżego moczu zostały pobrane od kobiet normalnych i chorych według Junga i Scholza(1980) [(83)]. Próbki moczu odwirowywano w temperaturze (1000 x g) przez 3 minuty, a następnie oznaczano aktywność aminopeptydazy alaninowej (AAP) przy użyciu pochodnych (Alanine-4-nitroanilidu) jako substratu oraz mierzono spektrofotometrycznie przy 405nm uwolniony p-nitroanilid.

2.2 Metody

2.2.1. Ilościowe oznaczanie autoprzeciwciał przeciwko kardiolipinie (ACA) w surowicy.

Przeciwciała antykardiolipinowe (ACA) oznaczano za pomocą testów sorbentów enzymatycznych Imuno Linked Imuno (ELISA) według (Commercial Kit, Biomaghreb - Tunisia Kit).

Zasada

Technika płytek z mikromiareczkami do testu immunologicznego do wykrywania przeciwciał ACA, w których surowica jest dodawana do studzienek z mikromiareczkami z powłoką antygenową i pozwalana na reakcję. Po usunięciu niezwiązanych przeciwciał dopuszcza się reakcję przeciwciał przeciw-ludzkich sprzężonych z peroksydazą chrzanową z przeciwciałami związanymi. Związana peroksydaza reaguje z substratem chromogenicznym 3,3,5,5tetrametylobenzydyny (TMB), uzyskując barwę. Na koniec reakcja substratu jest zatrzymywana przez HCL, a gęstość optyczną odczytuje się za pomocą spektrofotometrycznego czytnika mikrodołków przy gęstości optycznej 450 nm [(84)].

Zawartość zestawu A CA

Ilości	Odczynniki
1 Mikropłytka	12x8 studzienki Wysoko oczyszczona kardiolipina i ludzka β2 - glikoproteina1(β2 GP1)
4 fiolki 1,5 ml	Kalibratory 0,20,100,300 U/L
2 fiolki 1,5 ml	Kontrole antykardiolipinowe (pozytywne i negatywne)
1 fiolka 20 ml	Bufor do pobierania próbek antykardiolipiny
1 fiolka 15 ml	Roztwór koniugatu enzymu IgGAM (anty-ludzka immunoglobulina sprzężona z peroksydazą chrzanową) HRP
1 fiolka 15 ml	3,3,5,5tetra metylobenzydyna (substrat TMB), roztwór
1 fiolka 15 ml	Roztwór zatrzymujący HCL
1 fiolka 20 ml	Roztwór myjący

2.2.2 Ilościowe oznaczanie autoprzeciwciał przeciwko dwuniciowem u DNA w surowicy

Wszystkie próbki zostały przebadane na obecność przeciwciał przeciwko Dwuniciowemu DNA. Oznaczenie anty- ds-DNA zostało przeprowadzone przy użyciu (ELISA) zgodnie z (komercyjnym zestawem, Biomaghreb - Tunezja Zestaw dla przeciwciał przeciwko dublowanej nici DNA).

Technika oznaczania immunologicznego płytek mikromiareczkowych do wykrywania przeciwciał anty-(ds-DNA), w której surowica jest dodawana do dołków mikromiareczkowych z powłoką antygenową i pozwalana na reakcję. Po usunięciu niezwiązanych przeciwciał dopuszcza się reakcję przeciwciał przeciwludzkich sprzężonych z peroksydazą chrzanową z przeciwciałami związanymi. Związana peroksydaza reaguje z substratem chromogenicznym, którym jest 3,3,5,5tetra metylobenzydyna (TMB), uzyskując barwę. Na koniec reakcja substratu zostaje zatrzymana, a gęstość optyczną odczytuje się za pomocą spektrofotometrycznego czytnika mikrokomórkowego przy gęstości optycznej 450 nm[(85)].

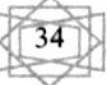

Zawartość zestawu Anti-dsDNAKit

Ilości	Odczynniki
Mikropłytka	12x8 studni IgGAM Rekombinuj DNA
4 fiolki 1,5 ml	Kalibracja 0,20,100,300.U/L
2 fiolki 1,5 ml	Kontrole anty- ds DNA (pozytywne i negatywne)
1 fiolka 20 ml	Bufor anty- ds DNA do próbek
1 fiolka 15 ml	Roztwór koniugatu enzymu (antyludzka immunoglobulina IgGAM sprzężona z enzymem peroksydazy chrzanu).
1Vail 15ml	Roztwór substratu TMB
1 fiolka 15 ml	Roztwór zatrzymujący HCL
1 fiolka 20 ml	Roztwór myjący

(Anti- dsDNA Immunoassay & **Procedure for(ACA) - Postępowanie w sprawie ACA)**

Wszystkie etapy badania zostały wykonane na obecność przeciwciał antykardiolipinowych

(ACA) i Przeciwciała przeciw dwuniciowemu DNA (Anti ds -DNA) używano tego samego cyklu do oznaczenia według (Biomagherb Kit, Tunezja) jak poniżej:-

1-rozcieńczona próbka 10 µl z 1000 µlofowym buforem do próbek, surowice w rozcieńczeniu (1:100) w buforze do próbek

2-Pipetą 100 µlof każdego pacjenta rozcieńczyć surowicę do wyznaczonych mikrodołków

3-Pipeta 100µl kalibracji / kontroli do wyznaczonych studzienek [zduplikowana próbka]

4-Inkubować przez 30 minut w temperaturze pokojowej.

Umyć 3 xs za pomocą 300 µl buforu do przemywania (rozcieńczonego w stosunku 1:50).

6-Pipeta 100 µL sprzężonych w każdym dołku.

7-Inkubować przez 30 minut w temperaturze pokojowej.

8- Umyć 3x 300 µL buforu do przemywania (rozcieńczonego w stosunku 1:50).

9-Pipetować 100µL substratu TMB do każdego dołka.

10-I inkubuje się przez 30 minut w temperaturze pokojowej.

11 - Odpipetować 100 µL roztworu zatrzymującego do każdego dołka, w tej samej kolejności co pipetowanie podłoża.

12 - Inkubacja minimum 5 min .

13 - Absorpcja odczytu przy 450nm .

Obliczanie wyników

Krzywą wzorcową wykreślono gęstość optyczną (OD) każdego kalibratora (oś y) w odniesieniu do odpowiednich wartości stężenia w U/ml, jak pokazano w dodatkach (2,3). Na końcu testu krzywa kalibracyjna obliczana jest automatycznie przez przyrząd w stosunku do krzywej kalibracyjnej zapisanej w pamięci.

2.2.3 Ilościowe oznaczanie progesteronu w surowicy

Wszystkie próbki zostały przebadane na obecność Progesteronu przy użyciu (ELISA) zgodnie z (handlowym, Bio Check, England Kit)

Zasada

Stężenia progesteronu w próbce oznaczono za pomocą testu (Enzyme Immunoassay Assay) przy użyciu Bio Check England Kit.

Zasada testu opiera się na konkurencyjnym wiązaniu progesteronu w badanej próbce z progesteronem - koniugatem HR dla stałej ilości króliczego anty progesteronu, w inkubacji, studzienki pokryte kozim anty- króliczym IgG są inkubowane z 25 μl wzorca progesteronu, kontrole, próbki pacjentów z 100 μl progesteronu - HRP Conjugate Reagent i 50 μl króliczego anty-progesteronu w temperaturze pokojowej przez 90 min. podczas inkubacji stałej liczby wiążących miejsc swoistego przeciwciała progesteronowego. W ten sposób ilość sprzężonej, immunologicznie związanej z dołkiem peroksydazy progesteronowej stopniowo maleje w miarę wzrostu stężenia progesteronu w próbce, a następnie niezwiązana peroksydaza progesteronowa jest usuwana i płukana. Następnie dodaje się roztwór Odczynnika TMB i inkubuje w temperaturze pokojowej przez 20 minut, co powoduje powstanie niebieskiego zabarwienia. Rozwój zabarwienia zatrzymuje się po dodaniu roztworu zatrzymującego, a absorbancję mierzy się spektrofotometrycznie przy 450nm [(86)].

Zawartość Zestawu Progesteronowego

Ilości	Odczynniki
1 Mikropłytka	12x8 studzienek Kozie Studzienki z mikromiareczkami z kozimi IgG z korzeniami
6 fiolek, 0,5 ml	Norma referencyjna dotycząca progesteronu: 0,0,5, 3,10, 25 i 50 ng/ml
2 fiolki, o,5 ml	Kontrole progesteronu (pozytywne i negatywne)
1 fiolka, 13 ml	Sprzężon y Progesteron Diluentu - HRP
1 fiolka,1,3 ml	Progesteron - Koncentrat koncentratu HRP (11x) .
1 fiolka, 11 ml	Roztwór substratu TMB
1 fiolka,11 ml	Roztwór zatrzymujący HCL
1 vail -7ml	Odczynnik przeciw progesteronowy królika (kolor różowy)

Procedura badania immunologicznego (Immunoassay)

1 - W celu przygotowania roboczego odczynnika do koniugatu Progesteron - HRP dodać 0,1 m l koniugatu Progesteron - HRP (11x) do 1 ml rozcieńczalników koniugatu Progesteron - HRP (1:10) i dobrze wymieszać .

2-Add 25 µL wzorców, próbek i kontroli do odpowiednich studzienek.

3 -Dispense 100 µL Progesteronu Roboczego -HRP Odczynnik Koniugatowy do każdego dołka .

4-Dodać 50 µl króliczego odczynnika przeciwko progesteronowi do każdego dołka. mieszać przez 30 sekund, inkubować w temperaturze pokojowej przez 90 min.

5-Dispense 100 µL Odczynnika TMB do każdej ściany . Delikatnie mieszać przez 10 sekund . 6-kubować w temperaturze pokojowej przez 20 min.

7- Zatrzymać reakcję, dodając 100 µl roztworu zatrzymującego w każdym dołku.

8 - Odczytać absorbancję przy 450 nm w ciągu 15 minut.

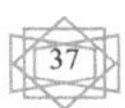

Obliczenia

Poprzez wykreślenie krzywej wzorcowej pomiędzy średnią absorbancją uzyskaną dla każdego wzorca odniesienia w odniesieniu do stężenia progesteronu w ng/ml, jak pokazano w dodatku 4, na końcu badania, zostały one automatycznie obliczone przez przyrząd w odniesieniu do krzywej wzorcowej zapisanej w pamięci, a następnie wydrukowane.

2.3.1 Aktywność aminopeptydazy alaninowej w moczu

Aktywność aminopeptydazy alaninowej w moczu oznaczono stosując jako substrat (pochodne alaniny -4-nitroanilidu) i mierząc uwolniony p-nitroanilid spektrofotometrycznie metodą opisaną w [83].

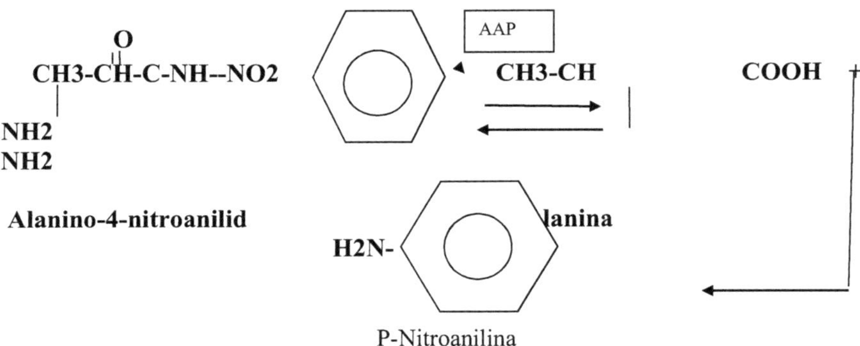

P-Nitroanilina

Odczynniki:

Bufor Tris-HCl (0,05M, pH 7,8): W odpowiedniej ilości wody destylowanej (D.W) rozpuszczono masę 6,057 g Tris. pH dostosowano do 7,8 za pomocą roztworu kwasu solnego (0,1N), a następnie uzupełniono objętość do 1000 ml za pomocą (D.W)

1- Objętość 50 ml buforu Tris-HCl (pH 7,8) dodano do 200 ml (D.W), a następnie wymieszano i inkubowano w 4°C jako roboczy roztwór buforowy.

2- Roztwór substratu (Alanina-4-nitroanilid) 2mM: masa (0,00049 g) została rozpuszczona w 1 ml roboczego roztworu buforowego o pH 7,8 .

Procedura

Próbki moczu odwirowywano w temperaturze (1000 x g) przez 3 minuty, następnie oznaczano aktywność aminopeptydazy alaninowej (AAP) dodając:-

1- 1 ml roboczego buforu Tris-HCl pH 7,8 .

2-Add 0,2ml próbki moczu .

Mieszanina reakcyjna inkubuje się w temperaturze 37°C przez 10 min.

3- Reakcja została zainicjowana przez dodanie 100μL substratu;
Alanina -4-nitroanilid (2 mM /L).

4- Rejestrowano absorbancję przy 405 nm w stosunku do kontroli i wyznaczano stężenie na podstawie wcześniej skonstruowanej krzywej wzorcowej dla p-nitroaniliny traktowanej podobnie.

5- Krzywa wzorcowa p-nitroaniliny została uzyskana przez wykreślenie absorbantu nitroaniliny w zależności od ich stężenia .

Obliczenia

Dla celów interpretacji ilościowej ustalono krzywą wzorcową, wykreślając gęstość optyczną (OD) P-nitroanilidu (oś y) w odniesieniu do odpowiednich wartości stężenia w μmol/l, jak pokazano w **dodatku** 5.

2.3.2. Stężenie białka w moczu poronionych kobiet, osób zdrowych i eluowanej frakcji

Całkowite stężenie białka w moczu oznaczono metodą Lowry'ego [(87)] z wykorzystaniem albuminy surowicy bydlęcej (BSA) jako białka standardowego.

Odczynniki

1- Odczynnik A: węglan sodu (2%) w roztworze wodorotlenku sodu (0,1N).

2- Odczynnik B: pentawodzian siarczanu miedzi (0,5%) w sodu potasowym
Tartrat (1%) Ten roztwór został przygotowany w dniu użycia.

3- Odczynnik C (roztwór miedzi alkalicznej): ten roztwór został przygotowany świeżo
poprzez zmieszanie 50ml odczynnika A z 1ml odczynnika B.

4- Odczynnik D (rozcieńczony Folin- Ciocalteu) : Ten roztwór został przygotowany przez
rozcieńczanie 1ml odczynnika Folin z 4ml suchej masy.

5- Wzorzec albuminy surowicy bydlęcej (BSA) (1mg/1ml): ten roztwór był
przygotowany poprzez rozpuszczenie 1mg BSA w 1ml wody destylowanej.

Procedura

A- Przygotowanie krzywej standardowej

1- Różne objętości (0, 10, 20, 40, 60, 80, 100) μl standardowego BSA (1mg/ml) zostały odpipetowane do zestawu siedmiu probówek, objętość została uzupełniona do 1 ml wodą destylowaną w celu uzyskania końcowego stężenia (0, 10, 20, 40, 60, 80, 100) μg/ml białka.

2- Do wszystkich probówek testowych dodano roztwór miedzi alkalicznej (5ml) i dokładnie wymieszano. Mieszaninę pozostawiono na 10 minut w temperaturze pokojowej.
3- Objętość 0,3 ml odczynnika D została dodana przy energicznym mieszaniu. Mieszaninę pozostawiono na 30 minut, po czym odczytano absorbancję na poziomie λ= 750 nm.
4- Krzywą wzorcową białka uzyskano, kreśląc absorbanc roztworów wzorcowych białka w stosunku do ich stężeń przy użyciu zerowej koncentracji białka jako ślepej próby, jak pokazano w dodatku 6. Krzywa ta została wykorzystana do określenia nieznanego stężenia białka w próbkach.

B- Oznaczanie zawartości białka w moczu kobiet poronionych, osób zdrowych i eluowanej frakcji

Białko całkowite zostało zmierzone w ml moczu . Próbki te zostały potraktowane z zastosowaniem tych samych kroków co roztwór wzorcowy (sekcja A, 2-4 kroki). Stężenie białka obliczono na podstawie równania wyprowadzonego z krzywej wzorcowej. Całkowite stężenie białka w surowicy oznaczono metodą Lowry'ego z wykorzystaniem albuminy surowicy bydlęcej (BSA) jako białka standardowego.

2.3.3 Częściowe oczyszczenie i oddzielenie izoenzymów AAP w moczu w przypadku prawidłowej ciąży i aborcji .

Alanina aminopeptydowa była oczyszczana w dwóch etapach: chromatografia żelowa na G -50, a następnie chromatografia jonowymienna na DEAE-celulozie według(Jung i Scholz1980)[(83)] .

Przygotowanie żelu

1- Żel wstępnie spęczniony został zawieszony w roboczym buforze Tris (pH 7,8). co odpowiada około trzykrotnej objętości osiadłego żelu.
2- Żel się osadził, a nadmiar buforu został zdekantowany.
3- Etapy 1 i 2 zostały powtórzone jeszcze dwa razy, aby umożliwić wstępne wyrównanie żelu z buforem eluacyjnym (bufor Tris, pH 7,8)

Żel został ponownie zawieszony w objętości buforu Tris pH 7,8 w przybliżeniu równej ustalonej objętości żelu.
Elution przeprowadzono przy użyciu tego samego pH buforu Tris (7,8), przy prędkości przepływu (2,5) ml na minutę i objętości frakcji 5 ml .

2.3.3. 1 Filtracja żelu

Enzym APP został oczyszczony z moczu przy użyciu techniki filtracji żelowej G-50 kolumna zawiera Sefadex stosowany do rozdzielania metodą wykluczającą w zależności od różnicy masy cząsteczkowej.

Procedura

Użyto szklanej kolumny (1,5 x 20)cm długości i umieszczono na końcu kolumny małe ilości waty szklanej, aby zapobiec utracie części składowych żelu na zewnątrz, następnie na kolumnę nałożono przygotowany żel o wysokości 8 cm, przemywając kolumnę buforem Tris pH 7,8, prędkość przepływu równa się (2,5)ml/mi n 2-Add (5) ml moczu powoli na kolumnie.

3 - Elucja rozpoczęła się od dodania (25) ml bufora Tris, a następnie została zebrana. (6) probówki z eluowanymi frakcjami zawierają(5) ml każdej frakcji, przy czym roztwór ma wartość 4°C

2.3.3.2 Chromatografia kolumn jonowymiennych

Technikę chromatografii jonowymiennej wykorzystano do oddzielenia izoenzymów AAP od izolowanego AAP w poprzednim etapie, przy użyciu kolumny DEAE-celulozowej, a elucję przeprowadzono przy użyciu buforu Tris-HCL (pH 7,8) i gradientu chlorku sodu (Nacl).

Odczynniki

1-Tris-HCl (0,05M, pH 7,8): Masę 6,057 g Tris rozpuszczono w 700 ml wody destylowanej, następnie dostosowano pH do (7,8)z HCl (50mM), a objętość uzupełniono wodą destylowaną do 1L.

Roztwór 2-pakowy (10 mM Tris-buforowy pH (7,8) zawierający NaCl (1M)) :W 250 ml 10 mM Tris-buforowego pH (7,8) rozpuszczono 10 g chlorku sodu.

3 - Zderzaki elucyjne: Różne stężenia chlorku sodu (0,1, 0,2, 0,3, 0,4) w buforze Tris przygotowano z roztworu podstawowego przez rozcieńczenie 10mM pH buforu Tris (7,8).

4-DEAE-Cellulose : Masa 0,5 g żelu w proszku została zawieszona w 100ml Tris-buforowego (50mM) pH 7,8 roztworu przez (24-48) godzin w temperaturze 4°C z kilkukrotną zmianą Tris-buforowego poprzez dekantację.

Procedura

1- Objętość 10 ml zawiesiny DEAE-celulozy zapakowano do kolumny i wypłukano 50mM buforu Tris-HCl o pH 7,8.

2-A objętość 2ml moczu lub eluowanej frakcji dostosowano do pH 7,8 przez dodanie roztworu wodorotlenku sodu (1N). Następnie enzym został wymyty roztworem buforowym Tris-HCl 22ml (50mM, pH 7,8). Zebrano 2ml 12 frakcji przy przepływie 1ml/ 1min.

3-Trzymany na kolumnie enzym został wymyty z liniowym gradientem stężeń chlorku sodu (0,1 -0,4)M w 10mM Tris-buforowym pH 7,8 A objętości 10ml każdego stężenia Nacl.

Zebrano 2ml 12 frakcji przy przepływie 1ml/ 1min.

Frakcje 4-DEAE (5) i (19) zostały rozdzielone i połączone frakcją szczytową oraz stężone w probówce dializacyjnej w sacharozy do około 2 ml.

Aktywność AAP i stężenie białka mierzono w każdej frakcji, jak opisano odpowiednio w (2.3.1) i (2.3.2).

2.4 Siarczan dodecylu sodu - Poliakrylamid żelu elektroforetycznego (SDS-PAGE):

Obecność różnych izoenzymów aminopeptydowych alaniny w próbkach moczu wykryto metodą elektroforezy z użyciem żelu poliakrylamidowego zgodnie z metodą [88] z pewną modyfikacją.

Odczynniki

1- Bufor elektrodowy (pH 8,3): Masę 30,3 g Tris-HCL i 144 gm glicyny oraz 10 gm SDS rozpuszczono, dostosowując pH do 8,3 pełnego do 1 l wody destylowanej, a następnie rozcieńczono w stosunku do (1:10) wody destylowanej.
2- Roztwór podstawowy akryloamidu-bisakryloamidu 30% : Masa 29 g akryloamidu i 1 g bisakryloamidu metylenu zostały rozpuszczone w 100 ml wody destylowanej i przechowywane w brązowej butelce.
3- Tris -bufor 1,5M pH8,8 :Bufor ten został przygotowany poprzez pobranie 12,8gm Tris-base w 80 ml wody destylowanej. pH zostało dostosowane do 8,8 za pomocą 1MHCL . Dodano wodę destylowaną, aby uzyskać ostateczną objętość do 100 ml
4- 10% Siarczan dodecylu sodu: Roztwór został przygotowany przez rozpuszczenie 10gm SDS w 100ml wody destylowanej.
5- 0,5% roztwór błękitu bromofenolowego: Roztwór przygotowano przez rozpuszczenie 0,5gm błękitu bromofenolowego w 100ml wody destylowanej.
6- Roztwór wzorcowy : składa się z 1,2ml buforu Tris o pH 8,8 i 2ml 10%SDS oraz 2gm sacharozy i 0,2ml 0,5% błękitu bromofenolowego, a następnie 4,8ml wody destylowanej.
7- Tetrametyloetylenodiamina (TEMED).
8- 10% Nadsiarczan amonu (APS): W 100 ml wody destylowanej rozpuszczono 10 g nadsiarczanu amonu APS.
   [Świeżo przygotowane]

Procedura

1- Odlewanie żeli: W celu spolimeryzowania akrylamidu do postaci żelu rozdzielającego, roztwory 2,7ml z roztworu podstawowego akrylamidu - bisakrylamidu 30% zmieszano z 4,6ml wody destylowanej. Roztwór ten delikatnie zmieszano z 2,5ml Tris -buforem 1,5M pH8,8 i 100μl SDS 10%, 100μl APS, 10% i 6μl TEMED. Żel został zmontowany na płycie odlewniczej do znaku oddzielającego żel, grzebień został umieszczony na jednym z końców tacy. Niewielka ilość wody destylowanej i n-butanolu została ostrożnie nałożona na roztwór żelu, żel pozostawiono do polimeryzacji na około 120 min.

2- Roztwór próbki roboczej przygotowano przez rozpuszczenie 0,5 ml roztworu próbki podstawowej i 25µl β-markaptoetanolu, mieszaninę podgrzewano℃ przez 5 minut w temperaturze 100, a następnie chłodzono.
3- Objętość 10µl próbek załadowano do studzienek w żelu do układania w stosy, a zbiorniki buforowe multiformu zostały wypełnione buforem z elektrodami. Płytę szklaną żelową umieszczono na płycie chłodzącej i połączono z buforem za pomocą 8-10 warstw, po czym kontynuowano migrację elektroforetyczną przy napięciu 250V, aż do osiągnięcia niemalże marginesu żelu.
4- Knoty elektrodowe. Zostały one namoczone w buforze, a następnie umieszczone na krawędzi żelu, pokrywając go 10-12mm.
5- System chłodzenia został włączony, temperatura powinna się dostosować do 4°C, przed elektroforezą i został uruchomiony przy 250V przez 30 min.

2.4.1 Metody barwienia żelu

Odczynniki

A- Roztwór utrwalający : 40% metanolu i 10% z TCA

B- Roztwór barwiący: Masa 0,1 g (CBB) R-250 0,1%, 40% metanolu i 10% lodowatego kwasu octowego, przesączyć roztwór i przechowywać supernatant w ciemnobrązowej butelce.

C- Roztwór myjący: 25% (V/V) metanolu w wodzie destylowanej.

D- Przeznaczone rozwiązanie: Objętość 40% metanolu i 10% lodowatego kwasu octowego została dokładnie wymieszana. Objętość została następnie uzupełniona do 1L wodą destylowaną.

2.5- Badania kinetyczne dla izoenzymów AAP(I i II) zostały oczyszczone z moczu poronionych kobiet i osób zdrowych.

Badania kinetyczne przeprowadzono dla obu izoenzymów (I i I), które zgodnie z farmaceutą (2.3.3.2) oddzieliły się od moczu poronionych kobiet.

2.5.1 Wpływ stężenia substratu (Alanina -4-nitroanild)

Zmierzono aktywność enzymatyczną izoenzymów AAP (I i II) wobec zróżnicowanego stężenia alaniny-4-nitroanilidu (0,3,0,5,0,7,0,9,1,5, 2,2,5) mMol/L .

Aktywność została zmierzona zgodnie z metodą wspomnianą wcześniej w punkcie (2.3.1) dla moczu i oczyszczonego izoenzymu pochodzącego od poronionej kobiety. Zależność pomiędzy prędkością reakcji enzymatycznej i stężeniem substratu została wykreślona w celu obliczenia substratu potrzebnego do konkretnej reakcji enzymatycznej.

2.5.2 Określenie stałej Michaelisa-Mentena (Km)

Wartość Km, która jest stałą dla specyficznego enzymu i stężenia substratu została określona zgodnie z metodą wymienioną w (2.3.1) . Dokładniejsze określenie (Km) może być wykonane poprzez następujące poletka:

Wykres A -Lineweaver-Burk , odwrotność jest pobierana zarówno od stężenia substratu jak i prędkości reakcji enzymatycznej .

(1/V vs .1 / [S] :.

$$\frac{1}{v_i} = \left(\frac{K_m}{V_{max}}\right)\frac{1}{[S]} + \frac{1}{V_{max}}$$

b- działki Hanse- Woolf (S/V vs [S]):.

$$\frac{[S]}{V} = \frac{1}{Vma} . [S] + \frac{km}{x\ Vmax}$$

2.5.3. Wpływ pH

W celu zbadania wpływu pH na aktywność każdego z izoenzymów AAP (I i II), aktywność tę przeprowadzono przy użyciu eluowanych frakcji z kolumny celulozowej DEAE w optymalnych warunkach reakcji, jak opisano w (2.3.1) przy pięciu różnych wartościach pH (6.6, 7, 7.4, 7.8, 8.0, 8.6) buforu Tris-HCL.

2.5.3. 1 Wpływ pH na stałą Michaelisa - Stała Mentena (Km) dla AAP (I i II) została oczyszczona z moczu poronionego.

Następnie w celu zbadania wpływu pH na stałą Michaelisa - Mentena (Km) dla AAP (I i II) oczyszczono z moczu poronionych kobiet,

Aktywność enzymatyczną izoenzymów AAP (I i II)wykonano w zakresie pH (6,6, 7, 7,4, 7,8, 8,0, 8,6) za pomocą roztworów buforowych Tris-HCL . Reakcję enzymatyczną prowadzono przy różnym stężeniu substratu (alanina-4 - nitroanilid) (0,5, 0,9, 2) mM/L i inkubowano w temperaturze 37°C przez 10 minut, a następnie oznaczano (Km) na powierzchni Lineweaver - Burk. Aktywność zmierzono dla oczyszczonego izoenzymu zgodnie z metodą wymienioną w punkcie (2.3.1), następnie wykreślono zależności pomiędzy PH i pKm .

2.5.4 Wpływ temperatury

Aktywność enzymatyczną izoenzymów AAP (I i II) prowadzono w zakresie temperatur (7, 17, 27, 37, 57, 67) ℃, reakcja enzymatyczna przebiega przy zastosowaniu stężenia substratu Tris-buforowego PH (7,8) i (2mM).

2.5.4.1 Wpływ temperatury na maksymalną prędkość (Vmax) dla AAP (I&II) oczyszczanego z moczu poronionych kobiet

Aktywność enzymatyczną izoenzymów AAP (I i II) prowadzono w zakresie temperatur (7, 17, 2 7, 37, 57, 67) ċ przy użyciu Tris-HCL pH (7,8). Reakcję enzymatyczną prowadzono przy różnym stężeniu substratu (alaniny -4-nitroanilidu) (0,5, 0,9, 2) mMol/L.

2.5.5 Inhibicja izoenzymu AAP (I&II) oczyszczonego z moczu poronionych kobiet

2.5.5.1 Hamowanie przez DL-fenyloalaninę, L-argininę i 1,10fenantrolinę

Wpływ różnych inhibitorów na aktywność izoenzymów AAP badano stosując różne stężenia fenyloalaniny, L-argininy, 1,10 fenantrolu (0,02,0,04,0,08,0,1)Mol/L przy pH 7,8 .Aktywność AAP prowadzono na oczyszczonym izoenzymie wymytym z kolumny celulozowej DEAE przy użyciu innego stężenia substratu alaniny -4-nitroanilidu (0,5, 0,9 , 2)mMol/L według metod opisanych w (2.3.1).

2.5.5.2 Hamowanie za pomocą; antybiotyków Oksycyliny i Klokacyliny

Wpływ różnych antybiotyków na aktywność izoenzymu AAP badano stosując różne stężenia Oxacillin i Cloxacillin (0,02,0,04,0,08,0,1)Mol/L przy pH 7,8 . Aktywność AAP prowadzono na oczyszczonym izoenzymie wymywającym się z kolumny celulozowej DEAE i stosując różne stężenia substratu alanina -4-nitroanilid (0,5,0,9 , 2) mMol/L zgodnie z metodami opisanymi w (2.3.1).

2.6 Badania statystyczne

Wyniki analizowano statystycznie za pomocą testów (T) przy użyciu programu statystycznego Minitab. Średnie zostały porównane z obliczeniami charakterystyki aplikacji Test Wielokrotnego Zasięgu Duncana według poziomu prawdopodobieństwa $P \leq 0,05$.

Rozdział trzeci

3. Wyniki i dyskusje

3.1 Charakterystyka demograficzna badanej populacji

Kobiety z aborcją spontaniczną, pojedynczą i nawracającą podzielono na trzy grupy wiekowe; pierwsza kategoria reprezentuje wiek (15-25 lat), druga (26-36) lat, a trzecia (37 i więcej) lat, jak pokazano w tabeli (3.1) i na rys. (3.1), w których najczęstszym wiekiem był (26-36) lat, i stanowi odsetek (56,1) procent ogółu kobiet poddanych aborcji, w tym (37) z (66). W tej kategorii (14) kobiety z pojedynczą aborcją w pierwszym trymestrze ciąży (70)% oraz (5) kobiety z pojedynczą aborcją w drugim trymestrze ciąży (50)% oraz (12) kobiety z powtarzającymi się poronieniami w pierwszym trymestrze ciąży (50)% (6) kobiety z powtarzającymi się poronieniami w drugim trymestrze (50)%. Następnie grupa wiekowa (15-25 lat) stanowi drugą co do częstości występowania grupę wiekową z odsetkiem (33,3)% kobiet, które poddały się pojedynczej aborcji w pierwszym trymestrze(20) %, oraz (5) kobiet, które poddały się pojedynczej aborcji w drugim trymestrze(50)%, oraz (9) kobiet z powtarzającymi się poronieniami w pierwszym trymestrze(37,5)%, oraz (4) kobiet z powtarzającymi się poronieniami w drugim trymestrze (33.4) %. podczas gdy w ostatniej grupie (37 i więcej) jest mniej liczna grupa z (10,6)% udziałem kobiet, które poddały się aborcji (7), kobiety, które poddały się pojedynczej aborcji w pierwszym trymestrze(10)%, oraz (3) kobiety, które poddały się nawracającej aborcji w pierwszym trymestrze(12,5)%, oraz (2) kobiety, które poddały się nawracającej aborcji w drugim trymestrze(16)%.

Badając rozkład tych wszystkich grup wiekowych u kobiet z pojedynczą i nawracającą aborcją pierwszego i drugiego trymestru, obserwujemy istotną różnicę ($p \leq 0,05$) przy porównywaniu występowania trzech grup wiekowych badania w pojedynczej aborcji pierwszego i drugiego trymestru, natomiast nie obserwujemy istotnej różnicy ($p > 0,05$) przy porównywaniu grup wiekowych w pojedynczej aborcji drugiego trymestru. Przeciwnie, istnieje duża znacząca różnica ($p \leq 0,01$), gdy równowaga między występowaniem trzech grup wiekowych badania w ramach aborcji ratunkowej w pierwszym i drugim trymestrze

Tabela (3.1): Rozkład grup wiekowych dla kobiet z samoistnymi aborcjami pojedynczymi i nawracającymi

Grupy studyjne	Numer	Wiek /laty			Znaczenie P - wartość
		15-25	26-36	37 lat i więcej	
Pojedyncza aborcja -Pierwszy trymestr	20	4 20%	14 70%	2 10%	S (P≤ 0,05)
-Drugi trymestr	10	5 50%	5 50%	0 0%	NS(P> 0.05)
Aaborcja powtarzalna -Pierwszy trymestr	24	9 37.5%	12 50%	3 12.5%	HS(P< 0.01)
-Drugi trymestr	12	4 33.4%	6 50%	2 16%	HS(P< 0.01)
Razem	66	22 33.3%	37 56.1%	7 10.6%	

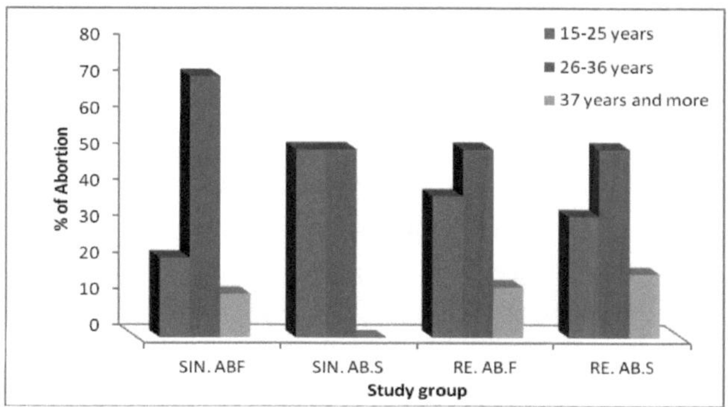

Rysunek (3.1): Rozkład grup wiekowych dla kobiet z samoistną aborcją SIN.AB.F :(jednorazowa aborcja w pierwszym trymestrze) SIN.AB.S :(jednorazowa aborcja w drugim trymestrze)RE.AB.F : (jednorazowa aborcja w pierwszym trymestrze) RE. AB.S : (RecurrentAbortion Secondtrimester)

Wynik ten pokazuje, że większość aborcji (pojedynczych i powtarzających się) występuje w obrębie (pierwszego i drugiego) trymestru ciąży we wszystkich grupach wiekowych, a mniejsze ryzyko aborcji wraz z postępem ciąży, co pokazuje, że wysoki wskaźnik spontanicznych aborcji wystąpił u kobiet w grupie wiekowej (26-

36) lat (56,1 %), podczas gdy grupa wiekowa (37 lat i więcej) stanowiła odsetek aborcji(10,6)% tych wyników zgadza się z AL-Barwary (2004) (89).

Podobne ustalenia zostały również odnotowane przez AL-Jeboori, (2005) [90]. Wysoki odsetek spontanicznych aborcji wystąpił w grupie wiekowej (30-39 lat) (42,6)%, a zmniejszył się w trzeciej grupie wiekowej (40) lat i więcej aż do (18,5)% . Natomiast w przypadku Christiansena (1997) [91], odsetek spontanicznych aborcji (pojedynczych i nawracających) w grupie wiekowej (30-34) lat wynosił 15 %, podczas gdy w grupie wiekowej (40-44 lata) (51) % .Przyczyną tych sprzeczności może być mniejsza liczba badanych próbek, zwłaszcza w ostatnich 3 grupach wiekowych, ze względu na trudności ze znalezieniem kobiet w ciąży w tej grupie wiekowej w porównaniu z grupami wiekowymi 1 i 2. Zarejestrowałem więc tę kategorię w niższym procencie aborcji, co wynikało z różnego wieku, a także z różnicy między społecznościami Wschodu i Zachodu[91].

Wysoki wskaźnik spontanicznych aborcji u kobiet w grupie wiekowej (26-36 lat) może być spowodowany związkiem z niepłodnością lub niskim wskaźnikiem implantacji lub zmianami w poziomie hormonów, które są bezpośrednio związane z ciążą, takich jak progesteron lub obecność czynników immunologicznych w organizmie ciężarnej matki [92].

3.2 Poziom antykardiolipiny Ab (ACA) w surowicy kobiet z samoistną aborcją, pojedynczą i nawracającą

Wyniki wykazały, że poziom aktywności (ACA) Ab był wyższy wśród osób z nawracającą spontaniczną aborcją w porównaniu z grupami kontrolnymi, co wskazuje na istotny związek pomiędzy ACA a nawracającą aborcją.

Badanie to wykazało, że poziom przeciwciał ACA w nawracających trymestrach drugiej aborcji wynosił (30,6± 2,0)U/ml, a nawracających trymestrach pierwszej aborcji (29,2±1,17)U/ml więcej niż w pojedynczym trymestrze drugiej aborcji (6,29± 0,23)U/ml i w pojedynczych trymestrach pierwszej aborcji (7,85±0.28)U/ml w porównaniu z normalną ciążą w drugim trymestrze (4,1±0,192)U/ml i normalną ciążą w pierwszym trymestrze (3,97± 0,3) U/ml, podczas gdy u kobiet nieciężarnych było (2,6±0,15) U/ml .Powyższa różnica była wysoce istotna statystycznie $P\leq0{,}01$ w powtarzających się drugich trymestrach, jak pokazano w tabeli (3.2) i na rysunku (3.2).

Tabela (3.2): Poziom antykardiolipiny Ab (ACA) w surowicy kobiet z samoistną aborcją , pojedynczych i nawracających w pierwszym i drugim trymestrze oraz w grupie kontrolnej

Grupy studyjne	Numer	Mean± SE U/ml	Znaczenie p-Value
Pojedyncza aborcja			S P≤0,05
-Pierwszy trymestr	20	7.85±0.28	
-Drugi trymestr	10	6.29±0.23	
Powtarzająca się aborcja			HS P≤0,01
-Pierwszy trymestr	24	29.2±1.17	
-Drugi trymestr	12	30.6±2.0	
Normalna ciąża			
-Pierwszy trymestr	15	3.97±0.3	
-Drugi trymestr	10	4.1±0.192	
Nieciężarne	15	2.6±0.15	

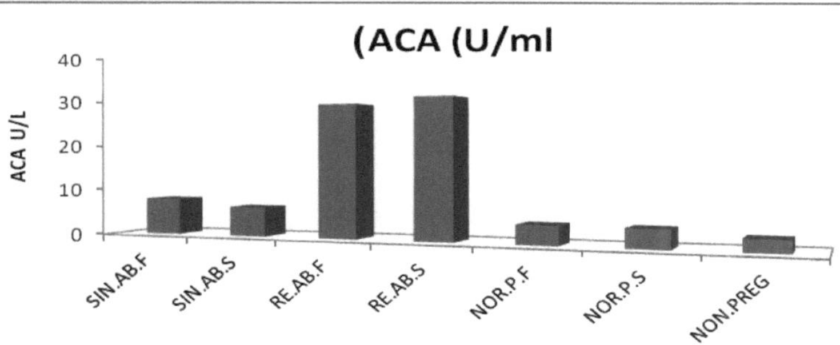

Rysunek (3.2): Poziom antykardiolipiny Ab (ACA) w surowicy kobiet z samoistną aborcją, pojedynczych i nawracających w pierwszym i drugim trymestrze oraz w grupie kontrolnej

Wyniki te zgadzają się z wynikami zaobserwowanymi przez AL-Jeboori (2005)[90], w których znacznie podwyższono poziom P≤ 0,05 w ACA (IgG, IgM) z nawracającymi spontanicznymi poronieniami w pierwszym i drugim trymestrze oraz z wynikami Christiansena (1997)[91], w których poziom ACA (IgG, IgM) był wyższy wśród osób z nawracającymi spontanicznymi poronieniami.

Podobne wyniki można znaleźć w badaniach przeprowadzonych w West Indies Mona, Kingston Jamaica. Stwierdzono, że 53 (38,4%) z 138. Jamajskie kobiety, które miały nawracające spontaniczne poronienia, miały dodatni wynik na IgG do kardiolipiny [93], podczas gdy Daboubi, stwierdził, że w grupie 26 kobiet zdefiniowanych jako habitual a borters, 19,23% miało dodatni wynik testu ACA w porównaniu z grupą kontrolną [94].

Dane wskazują, że poziom aktywności ACA był wyższy wśród osób z nawracającymi spontanicznymi aborcjami w porównaniu z kontrolami, co wskazuje na istotny związek pomiędzy ACA a nawracającymi stratami w ciąży. ACA może reagować na trofoblasty, powodując powstawanie subplacentalnych skrzepów i zakłócać dalszą placentację. W łożysku widoczne są resztki zmian naczyniowych, dlatego też we wszystkich trymestrach ciąży może dojść do zakrzepicy, która prowadzi do powikłań, takich jak samoistne poronienie i opóźnienie wzrostu wewnątrzmacicznego [95].

N aturalny antykoagulant β2-glikoproteina I odgrywa rolę regulacyjną w szlakach koagulacyjnych, przy czym przeciwciała ACA zakłócają działanie białek wiążących fosfolipidy (β2-glikoproteina I), które wiążą się z tym antykoagulantem [89] . Miejsca produkcji (AN-V), (antykoagulant białka łożyska) na powierzchni trofoblastu również wpływ ACA Ab, a następnie zmniejszyć wpływ antykoagulant i prowadzić do krzepnięcia, zwłaszcza w obszarze płodu - matki interfejs ten mechanizm wpływa na łożysko, a tym samym rozbić komórki trofoplastu ostatecznie stracić płód [96].

3.3 Poziom przeciwciał przeciwko podwójnej nici DNA (Anti-dsDNA) w surowicy kobiet z samoistną aborcją, pojedynczą i nawracającą

Wyniki badania wykazały istotny wzrost poziomu przeciwciał anty-dsDNA w surowicy nawracających kobiet poronionych, osiągając najwyższy poziom w drugim trymestrze (20,28±1,24) U/ml, natomiast poziom tych przeciwciał wynosił (19,4±1,07) U/ml w pierwszym trymestrze. W pojedynczych aborcjach w pierwszym i drugim trymestrze ciąży poziom tych przeciwciał wynosił odpowiednio (15,8±1,66)(12,5±1,5)U/ml, w porównaniu do średniego poziomu nieciężarnych grup kontrolnych (4,4±0,355)U/ml, a w pierwszym i drugim trymestrze kobiet cięzarnych wynosił (4,3±0).33), (6,8±0,55) U/ml, odpowiednio. Wyniki analizy statystycznej wykazały, że wzrost ten był bardzo istotny (P≤0,01 w porównaniu z grupami kobiet z aborcją (pojedynczą i nawracającą) oraz grupami kontrolnymi (kobiety ciężarne i nieciężarne), co pokazano w tabeli(3,3) i na rysunku(3.3).

Tabela (3.3): poziom przeciwciał przeciw dwuniciowemu DNA Anti- ds DNA) u kobiet, u których wykonano samoistne aborcje, pojedyncze i nawracające trymestry (pierwszy i drugi trymestr) oraz grupa kontrolna

Grupy studyjne	Numer	Mean± SE U/ml	Znaczenie P-Value
Pojedyncza aborcja			
-Pierwszy trymestr	20	15.8±1.66	P≤0.05
-Drugi trymestr	10	12.5±1.5	
Powtarzająca się aborcja			P≤0.01
-Pierwszy trymestr	24	19.4±1.1	
-Drugie trymeste	12	20.3±1.24	

Normalna ciąża -Pierwszy trymestr -Drugi trymestr	15 10	4.3±0.33 6.8±0.55	
Nieciężarne	15	4.4±0.35	

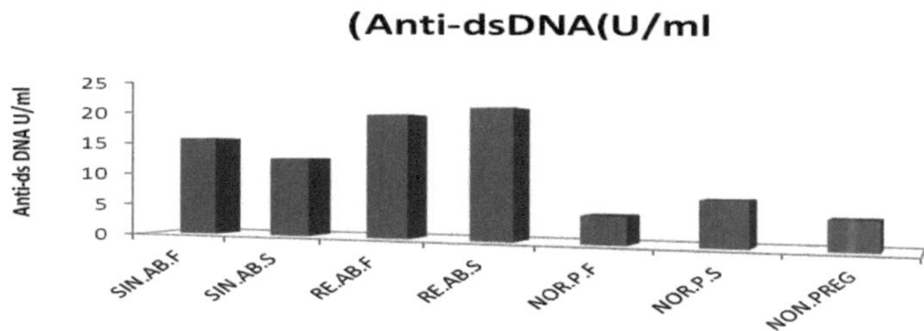

Rysunek (3.3) poziom przeciwciał antydouble strandDN Anti-dsDNA) u kobiet z samoistnymi poronieniami, pojedynczych i nawracających (pierwszy i drugi trymestr) oraz grup kontrolnych

Wyniki tego badania są zgodne z wcześniej opublikowanymi pracami z lat (2004)[(89)], (2005)[(97)] i (1994)[(98)].

Istnienie przeciwciał anty-dsDNA u kobiet z samoistnymi poronieniami pojedynczymi i nawracającymi z powodu posiadania niektórych niezdiagnozowanych chorób autoimmunologicznych, takich jak reumatoidalne zapalenie stawów lub toczeń rumieniowaty układowy (SLE), możliwe przyczyny choroby (SLE) cierpiącej na utratę zarodków z powodu mechanizmu immunologicznego, że przeciwciała działające w interakcji krzyżowej z komórkami trofoblastów inwazyjne i węzłów chłonnych, które
zostały zdiagnozowane w SLE[(99)],[(100)].

Anti-dsDNA Ab ma znaczącą dodatnią korelację z ACA Ab , r = 0,041 (P≤ 0,01), jak pokazano na rysunku (3.4).

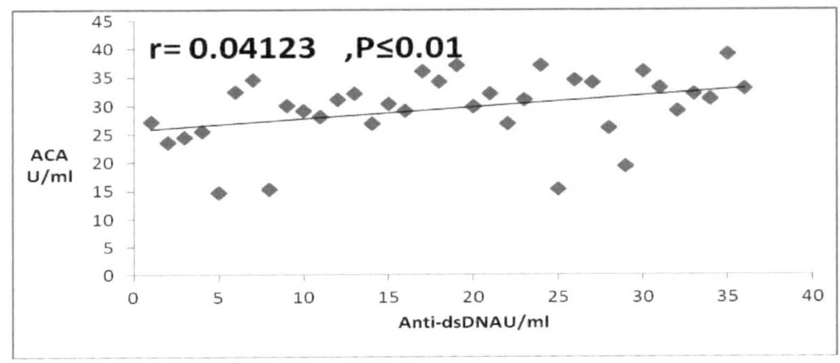

Rysunek (3.4) Korelacja DNA Anti-ds i ACA

Zależność tę można przypisać reakcji krzyżowej pomiędzy (grupą fosfodiestrową) w kardiolipinie związanej z grupami fosforanowymi w DNA polinukleotydu, a przyciąganiem przeciwciała antydsDNA do cząsteczki DNA będzie bardziej skłonne do cząsteczki DNA, podczas gdy przyciąganie jest mniej skłonne do cząsteczki kardiolipiny (CL). [46] jak pokazano na rysunku (3.5)

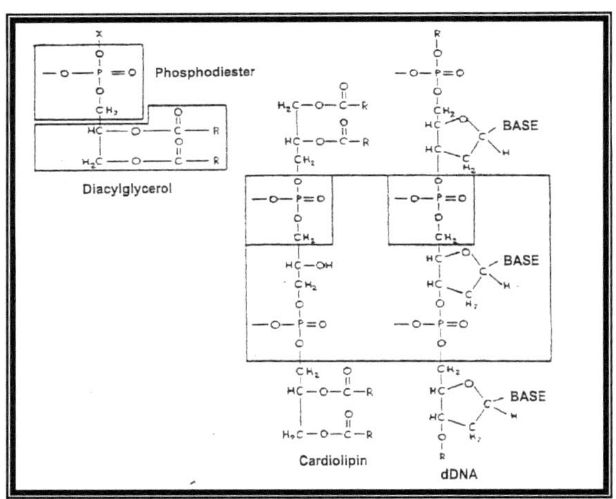

Rysunek (3. 5,) Stowarzyszenie grup fosforanowych w polinukleotydach DNA i grupach fosforanowych kardiolipiny CL [101].

3.4 Procentowy udział (współzakażenia) zarówno przeciwciał (ACA) Ab, jak i anty- dsDNA (IgGMA) u kobiet z pojedynczą i nawracającą aborcją w pierwszym i drugim trymestrze ciąży.

Niniejsze badanie odzwierciedla współinfekcję pomiędzy przeciwciałami autoprzeciwciałami (Anti cardiolipin & Anti ds DNA) w grupach kobiet z samoistną aborcją. Wyniki ujawniły obecność (8) przypadków zakażonych kobiet z ogólnej liczby (37,5%) w nawracających aborcjach w pierwszym i drugim trymestrze, w tym (3) przypadków dodatnich ogólnej liczby kobiet. Współzakażenie w pojedynczym trymestrze pierwszej i drugiej aborcji (12,5) % obejmowało (1) pozytywny przypadek całkowitej liczby kobiet, które poddano aborcji, co pokazano w tabeli (3,4) i na rycinie (3,6).

Tabela (3.4) Odsetek przypadków współzakażenia zarówno ACA jak i Anti dsDNA)

Grupy studyjne	ACA		Anti dsDNA		Współzakażenie	
Pojedyncza aborcja	**Nie.**	**%**	**Nie.**	**%**	**Nie.**	**%**
Pierwszy trymestr	9	23.68	5	25	1	12.5
Drugi trymestr	3	7.89	3	15	1	12.5
Powtarzająca się aborcja						
Pierwszy trymestr	20	52.6	9	45	3	37.5
Drugi trymestr	6	15.7	3	15	3	37.5
38 100 20		100 8		100		

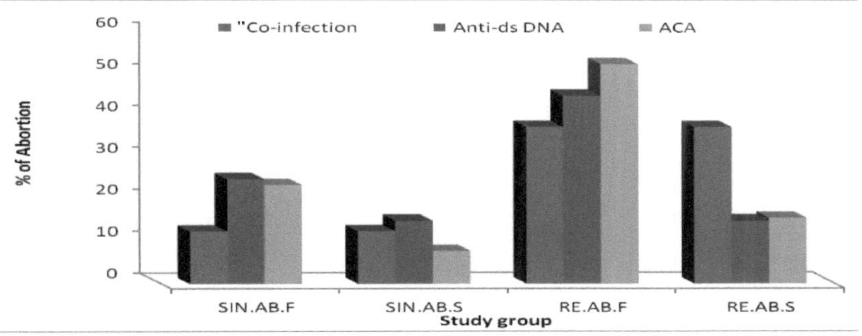

Rysunek (3.6) wartości procentowe współzakażenia przeciwciałami Ab i anty- dsDNA (IgGMA) u kobiet z pojedynczą i nawracającą pierwszą i drugą aborcją (ACA).

Wyniki te są zgodne z opinią Abdulla (2000) [102], który zauważył, że ciąża traci czasem z powodu kilku infekcji (współzakażenie), a nie z powodu jednej. Stan ten występuje na przykład u pacjentów z chorobami autoimmunologicznymi: SLE lub niediagnoza APS.

Poziomy przeciwciał antykardiolipinowych oceniano u sześćdziesięciu sześciu kobiet, w tym u kobiet, które w przeszłości dokonywały pojedynczych i nawracających aborcji, oraz u czterdziestu kobiet jako grupy kontrolnej. Istnienie (38) zakażonych kobiet ze znacznie podwyższonym poziomem stwierdzono u 52,6% (n = 20) nawracających aborcji w pierwszym trymestrze i 15,7% (n=6) nawracających aborcji w drugim trymestrze, a w pozostałych przypadkach pojedyncze aborcje w pierwszym trymestrze 23,68% (n=9) i 7,89% (n=3) w drugim trymestrze, co jest zgodne z wcześniej opublikowanymi pracami [93] i [94].

Podczas gdy wyniki badań (Anti ds DNA) Ab w surowicy kobiet poddanych aborcji wskazywały na obecność (20) zakażonych kobiet z ogólnej liczby, najwyższe poziomy w nawracających przypadkach aborcji w pierwszych trymestrach wynosiły (45 %) i obejmowały (9) przypadki pozytywne, a następnie pojedyncze przypadki aborcji w pierwszych trymestrach, w których odnotowano (25 %) przypadki pozytywne. Pojedyncze i powtarzające się poronienia w drugim -stymestry mają ten sam odsetek (15%), zostały uwzględnione (3) przypadki pozytywne, wyniki te są zgodne z wcześniej opublikowanymi pracami [89] i ([98].

3.5 Poziom progesteronu w surowicy kobiet z samoistną aborcją, pojedynczą i nawracającą

Badanie to wykazało, że poziom progesteronu w spontanicznej aborcji, pojedynczej i nawracającej, jest znacznie niższy niż u osób zdrowych, jak pokazano w tabeli (3.5). Ś rednia progesteronu w nawracających drugich trymestrach(35±2,4)ng/ml oraz nawracających pierwszych trymestrach po aborcji(32±1,25) ng/ml więcej niż pojedynczych drugich trymestrów po aborcji(31,5±2,55)ng /ml oraz pojedynczych pierwszych trymestrach po aborcji (27.6±1,44)ng/ml. U osoby zdrowej (normalna ciąża), drugi trymestr (45,2±2,3) i pierwszy trymestr (69,3±1,68)ng/ml oraz nieciężarnej (35±0,93)ng/ml, jak pokazano na rysunku (3.7).

Tabela (3.5): Poziom Progesteronu w pojedynczej i nawracającej aborcji w pierwszym i drugim trymestrze u zdrowego pacjenta.

Grupy studyjne	Numer	Mean± SE ng/ml	Znaczenie
Pojedyncza aborcja	20	27.6±1.44	Wysoce istotne

-Pierwszy trymestr -Drugi trymestr	10	31.5±2.5	P≤0,001
Powtarzająca się aborcja -Pierwszy trymestr -Drugi trymestr	24 12	32±1.25 35±2.4	Wysoko znaczący P≤0.05
Normalna ciąża -Pierwszy trymestr -Drugi trymestr	15 10	69.3±1.68 45.2±2.3	
Nieciężarne	15	351±0.93	

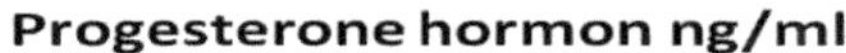

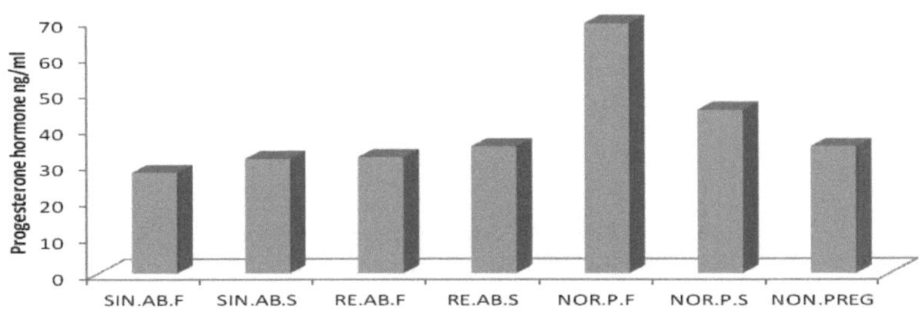

Rysunek (3.7): Poziom hormonu progesteronowego u kobiet z samoistnymi aborcjami pojedynczymi i nawracającymi (pierwsze i drugie trymestry oraz osoby zdrowe)

Wyniki te są zgodne z wynikami osiągniętymi przez Al-Musawi (2006) [(103)] i AL-Barwary (2004) [(89)]. Znaleziono spadek poziomu progesteronu u kobiet poddanych aborcji. Uważa się, że progesteron odgrywa ważną rolę w implantacji i porodówce, do których należy m.in. promocja decentralizacji endometrium, hamowanie kurczliwości mięśni gładkich, a następnie redukcja tego hormonu może powodować poronienia z powodu niemożności wszczepienia płodu w wyściółkę macicy [(104)]. Przyczyną spadku stężenia tego hormonu są uwarunkowania genetyczne i fizjologiczne, a także wzrost poziomu niektórych hormonów, które wpływają na częstość występowania aborcji i mają negatywny wpływ na poziom progesteronu w czasie ciąży. Najważniejsze są hormony stresu - adrenalina i noradrenalina [(105)].

Progesteron i układ odpornościowy są ze sobą ściśle powiązane, zmiana odpowiedzi immunologicznej może prowadzić do zmiany poziomu hormonów, co prowadzi do zaburzeń hormonalnych i odwrotnie. Komórki odpornościowe i hormonalne mogą syntezować i wyrażać receptory zarówno dla cytokin, jak i hormonów. Cząsteczki te mogą stymulować lub hamować aktywność komórek, wiążąc się z ich receptorami

[106]. Hormony i cytokiny działają jako mediatory i posłańcy, którzy mogą wyjaśnić, dlaczego oba mogą być dotknięte chorobą autoimmunologiczną [107]. Jak pokazano na rysunku (3.8)

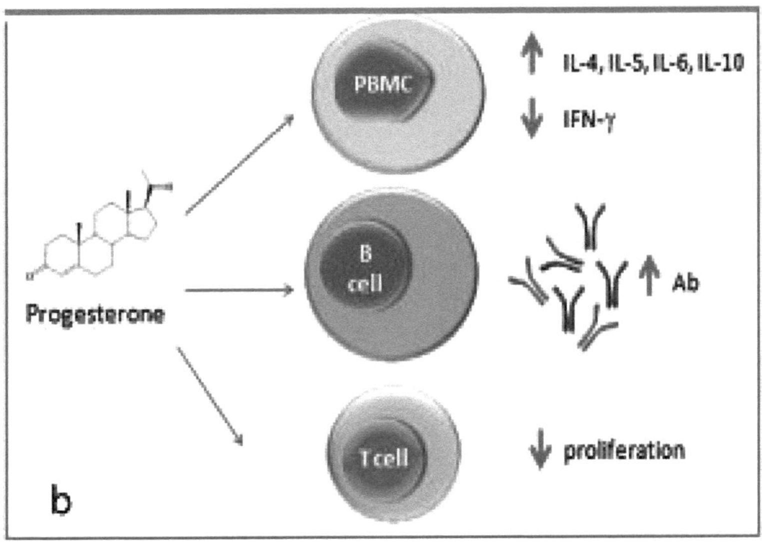

Rysunek (3.8) Ścieżki immunologiczne progesteronu .
IL: Interlukin , IFN: Interferon gama, Ab: Antibody

Progesteron zwiększa produkcję IL-4, IL-5, IL-6 i IL-10 oraz hamuje produkcję IFN przez komórki jednojądrowe krwi obwodowej (PBMC); stymuluje wydzielanie Ab przez komórki B i zmniejsza proliferację komórek T, jak pokazano na rys. 3.8 [108], [109] i [110].

3.6 Aktywność aminopeptydazy alaninowej w moczu kobiet z samoistną aborcją, pojedynczą i nawracającą

Poziom (AAP) w moczu kobiet poddanych aborcji wykazał znaczący wzrost w porównaniu z grupą kontrolną (kobiety nieciężarne) .

Drugie trymestry wynosiły (22,7±0,72) U/L, natomiast aktywność (14,5±0,39) U/L u kobiet z nawracającą aborcją w pierwszych trymestrach. W pojedynczych aborcjach w pierwszym i drugim trymestrze ciąży aktywność AAP ma

osiągnęła poziom (5,28±0,33)(10,85±0,05)U/L, odpowiednio, w porównaniu z poziomem nieciężarnych grup kontrolnych (4,3±0,295)U/L i zdrowych osób w pierwszym i drugim trymestrze (5,1±0,24) (5,4±0,48) U/L, odpowiednio .Wyniki analizy statystycznej wykazały, że wzrost ten był bardzo istotny (P≤0,01 w porównaniu z grupami kobiet z aborcją (pojedynczą i nawracającą) oraz grupami kontrolnymi (osoby zdrowe i nieciężarne), co pokazuje tabela(3.6) i wykres(3.9). Wyniki tego badania zgadzają się z wynikami AL-salihi(2011)[55], wysoki poziom

AAP (23,73±9,17)U/L w porównaniu z osobami zdrowymi (7,94±2,17) U/L, które były intensywnie badane na błonach granicznych szczoteczki nerkowej.

AAP biorą udział w lokalnych reakcjach immunologicznych przywiązania komórek endometrium, dojrzewania/różnicowania, a peptydazy powierzchniowe sugerują ważną rolę komórek endometrium w procesach implantacji. Ostatnio wykazano, że antygen CD13, który był badany immunologicznie, jest identyczny z AAP ([111]).

Tabela (3.6) Stężenie aminopeptydazy alaninowej w moczu kobiet z samoistną aborcją, pojedynczą i nawracającą.

Grupy studyjne	Numer	Średnia± SE U/L	Znaczenie
Pojedyncza aborcja -Pierwszy trymestr -Drugi trymestr	20 10	5.3±0.33 10.85±0.05	Duże znaczenie P≤0,05
Powtarzająca się aborcja -Pierwszy trymestr -Drugi trymestr	24 12	14.5±0.39 22.7±0.72	Wysoko Znaczenie P≤0.01
Normalna ciąża -Pierwszy trymestr Drugi trymestr	15 10	5.1±0.24 5.4±0.48	
Nieciężarne	15	4.3±0.29	

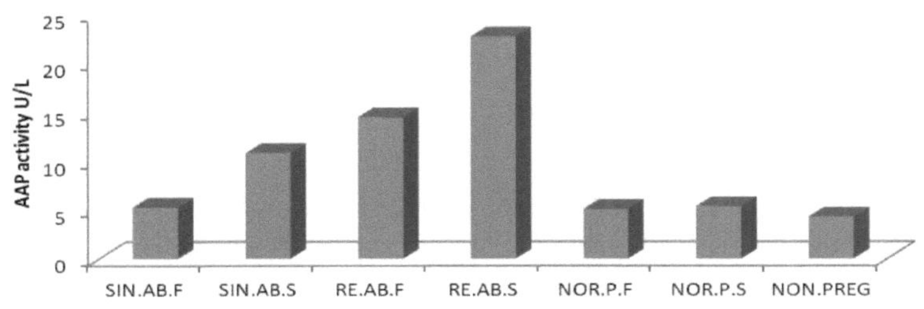

Wykres (3.9) Aktywność aminopeptydazy alaninowej w moczu kobiet z samoistną aborcją, pojedynczą i nawracającą.

3.7 Częściowe oczyszczenie i oddzielenie aminopeptydazy alaninowej (AAP) od poronionej kobiety

Schemat oczyszczania aminopeptydazy alaninowej (AAP) z moczu kobiet z pojedynczą i nawracającą spontaniczną aborcją jest przedstawiony w tabeli (3.7). Zabieg polegał na wykonaniu chromatografii żelowej z użyciem Sephadexu G-50.

Początkowa aktywność właściwa w surowym moczu wynosiła 0,003 mu/mg.białka, a w kolumnie sefadexu G-50 stwierdzono obecność jednego piku aktywności AAP o aktywności właściwej 0,018 mu/mg.białka.

Do dalszego oczyszczania wydzieloną powyżej frakcję AAP zastosowano na kolumnie jonowymiennej (DEAE-Cellulose), co ujawniło obecność dwóch pików aktywności AAP; izoenzymu I eluowanego buforem Tris-HCL (pH 7,8) oraz izoenzymu II eluowanego buforem Tris-HCL (pH 7,8) przy użyciu gradientu Nacl conc. (0,1- 0,4).

Tak więc po przeprowadzeniu chromatografii jonowymiennej na kolumnie celulozowej DEAE, aktywność właściwa izoenzymów I,II została zwiększona odpowiednio do 0,28 i 0,6 białka mu/mg, co stanowiło 93 i 200-krotne oczyszczenie surowego moczu z 56% i 43% odzyskiem odpowiednio Tabela (3.7).

Tabela (3.7) Częściowe oczyszczenie z aminopeptydazy alaninowej (AAP) u kobiet z nawracającą spontaniczną aborcją

Krok	Eluent (ml)	Białko Conc. µg/ml	B iałko ogółem	Działaln ość muł/mł	Działaln ość szczegól na muszka/ mg	Stopień oczyszcze nia (FOLD)	Yiel d %
1-surowa uryna	10	400	4000	13	0.003	1	100
2-Sephadex G-50	5	170	850	15.8	0.018	6	82
CELULOZA 3-DEAE							
ISOENZYME I	2.0	40	80	22.9	0.28	93	56
ISOENZYME-II	2.0	25	50	30	0.6	200	43

Stwierdzono, że aktywność (AAP) w moczu poronionych kobiet wzrosła po procesie filtracji żelu przy użyciu SephadexG-50 i jest to spowodowane eliminacją niepożądanych substancji, które zmniejszają aktywność enzymu w moczu, w tym mocznika, aminokwasów i amoniaku [(112)] przy użyciu SephadexG-50 odnotowaliśmy pojedynczy pik enzymu, jak pokazano na rysunku (3.10).

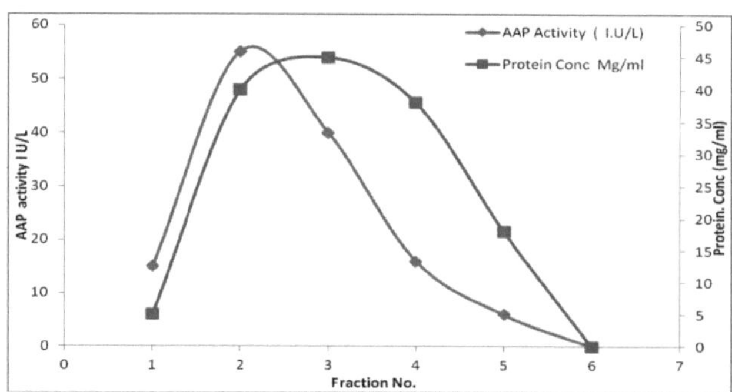

Rysunek (3.10) częściowe oczyszczenie aminopeptydów alaninowych (AAP) od poronionych kobiet przy użyciu metody filtracji żelowej

Stosując celulozę DEAE odnotowano dwa piki izoenzymu, jak pokazano na rysunku (3.11). The results of this study agreed with those of AL-salihi (2011) [55].

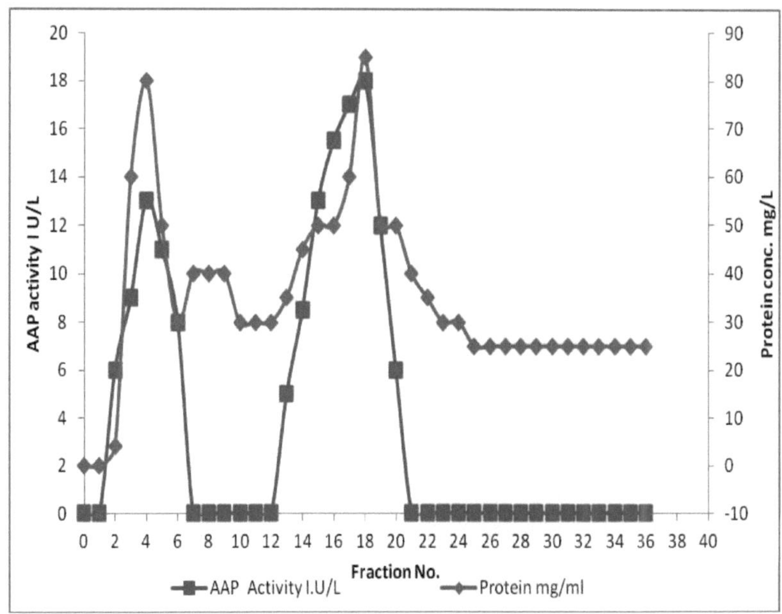

Rysunek (3.11) częściowe oczyszczenie aminopeptydazy alaninowej (AAP) z kobiet poronionych metodą celulozową DEAE.

Zaobserwowany wynik wykazał, że izoenzym (AAP)(I i II)oddzielony od moczu zdrowych i poronionych kobiet jest dotknięty chorobą i wyniki te prowadzą do wniosku, że źródło izoenzymu I i II w tkance łożyska i ten wynik został zbadany przez Fujiwara i wsp. (2005) ([113]), co wydaje się ważną rolą AAP w układzie rozrodczym człowieka .

3.8 elektroforeza poliakryloamidu

Próbki z etapów oczyszczania (filtracja żelowa i celuloza DEAE) były analizowane elektroforetycznie na SDS-PAGE (rys. 3.12), a wzór izoenzymu zawierał jedno wyraźne pasmo. które potwierdzają czystość tego izoenzymu.

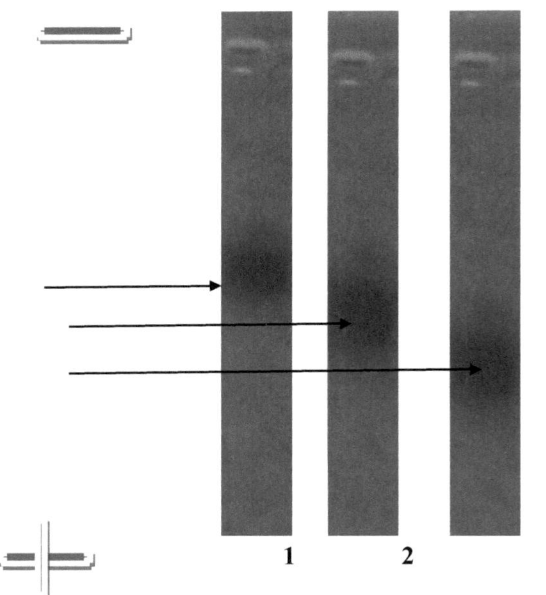

Rysunek (3.12) :Elektroforeza oczyszczonego AAP :
1-AAP oczyszczony przez filtrację żelową
2- izoenzym(I) AAP oczyszczony przez DEAE
3 izoenzym (II) AAP oczyszczony przez DEAE

3.9 Badania kinetyczne izozymu AAP I i II

3.9.1 Optymalizacja podłoża (alanina - 4 -nitroanilid)

Wpływ stężenia Alaniny -4-nitroanilidu w podłożu na prędkość izolacji AAP (I i II) oraz określenie optymalnego stężenia, które dało maksymalną prędkość (Vmax) pokazano na rysunkach (3.13) i (3.14). Stwierdzono, że prędkość reakcji izoenzymu AAP jest zwiększona w zależności od stężenia substratu. Następnie prędkość była stopniowo zmniejszana w wyniku hamowania, a optymalne stężenie substratu wynosiło 2mM/L dla obu izoenzymów I&II . Krzywa uzyskana na podstawie wykresu prędkości opisanego jako I.U/L w stosunku do stężenia alaniny-4-nitroanilidu (mM/L) dała dla obu izozymów kształt prostokątnej hiperboli prawej.Stosunek [Alanina - 4-nitroanilid] 0,75 / [Alanina - 4-nitroanilid] 0,25 obliczono w celu sprawdzenia posłuszeństwa obu izoenzymów dla równania Michaelisa-Mentena Wartości tych stosunków pojawiły się dla izozymu I (2,25) i izozymu II (2,0) zbliżonego do teoretycznego, który wynosi 3 .

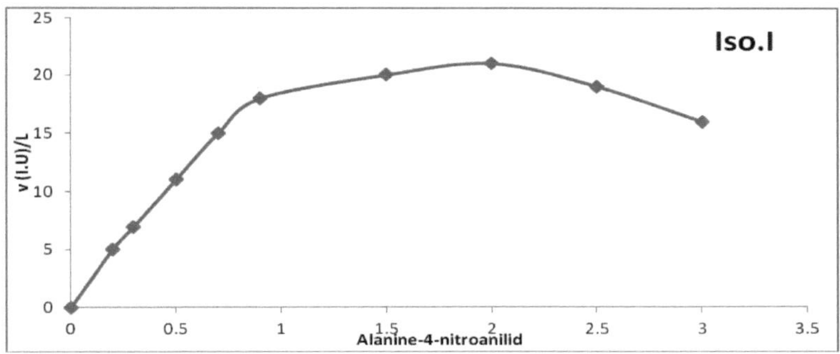

Rys(3.13) :Wpływ stężenia substratu (alaniny-4-nitroanilidu) na prędkość oczyszczonego AAP (I)

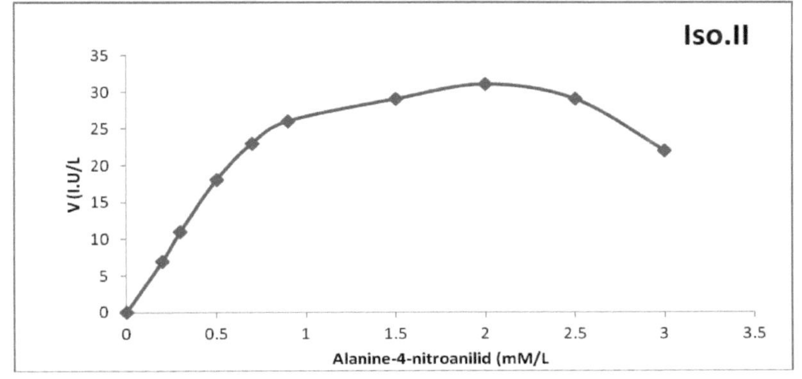

Rys(3.14) :Wpływ stężenia substratu (alaniny-4-nitroanilidu) na prędkość oczyszczonego izoenzymu AAP (II)

3.9.2 Pomiar wartości stałej Michaelisa-Mentena (Km)

Można określić pewną stałą kinetyczną Km, a z tych wartości możemy wywnioskować zwykłe wewnątrzkomórkowe stężenie substratów i produktów, fizjologiczny kierunek reakcji, a ta analiza kinetyczna może dostarczyć informacji o grupach aminokwasów R w miejscu aktywnym, modelu reakcji katalitycznej enzymu. Ponieważ Km jest stałą dla danego enzymu, jej wartość liczbowa pozwala porównać enzymy pochodzące z różnych organizmów lub z różnych tkanek tego samego organizmu, lub z tej samej tkanki na różnych etapach rozwoju. W ten sposób możemy określić, czy te enzymy są identyczne, czy też są to różne białka katalizujące tę samą reakcję, stała Michaelisa wskazuje na względną "przydatność" alternatywnych substratów danego enzymu, substrat o najniższej wartości Km ma największe pozorne powinowactwo do tego enzymu. Najlepszym" podłożem jest to, które ma najwyższy współczynnik Vmax /Km[(76)] . Parametry kinetyczne Michaelisa-Mentena dla aktywności oczyszczonego enzymu, który później został oznaczony jako członek rodziny aminopeptydaz M1 i został oznaczony jako AAP, Lineweaver - Burke i Hanes -Woolf są najczęściej stosowanymi wykresami diagnostycznymi. Dane uzyskane i analizowane przez te dwa ostatnie wykresy mają tę dodatkową zaletę, że zwracają uwagę na punkty, które różnią się znacznie dla obu izozymów (AAP) I i II w moczu osób poronionych i zdrowych, stała wartość izozymu I w moczu osób zdrowych wynosiła (0,33x10-3) mol/L według Lineweaver - Burke'a i (0,29x10-3) mol/L według wykresu Hanesa-Woolfa, jak pokazano na rysunku(3.15)(3.16). Stwierdzono, że wartość stałej Km izoenzymu I wynosiła (0,5x10-3) mol/l według Lineweaver- Burke'a i (0,5x10-3) mol/L według wykresu Hanes- Woolf, jak pokazano na rysunkach (3,17) (3,18).

Wartość Km dla izoenzymu II (2x10-3) mol/L od osób zdrowych według Lineweaver - Burke'a i (2x10-3) mol/L według wykresu Hanes- Woolf, jak pokazano na rysunkach (3.19) (3.20). Wartość stałej Km izoenzymu II w moczu abortuses wynosiła (0,4x10-3) mol / L według Lineweaver- Burke'a (0,4x10-3) mol/L według wykresu Hanes- Woolf, jak pokazano na rysunkach (3,21) (3,22) . Wyniki te są zgodne z wynikami Al-salihi i wsp. (2011)[(55)], którzy uzyskali wartość Km dla izoenzymu (I i II) (1,3 x10-3), (6,3x10-3) mol/l odpowiednio, podczas gdy Mattenheimer i wsp. (1986)(114) wykazali różnicę między wartością Km a wartością izoenzymu I (0).13x10-3) mol/l i izoenzym II(1,86x10-3) mol/l, podczas gdy Starnes & Behal (1978)(75)otrzymał wartość Km(1,4x10-3) mol/l przy użyciu L-metionylobeta-naftyloamidu.

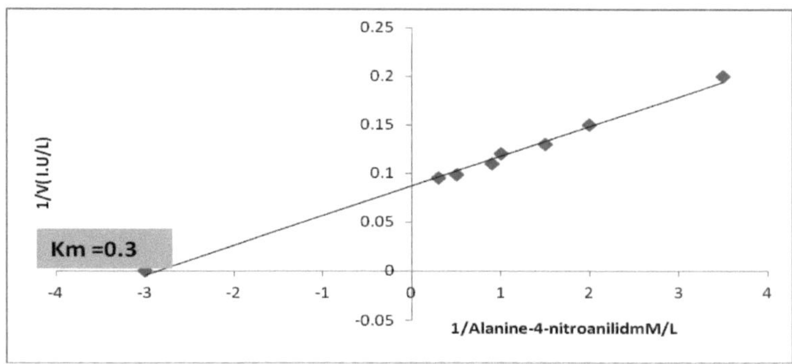

Rysunek (3.15) Lineweaver -Burk Plotka dla pomiaru izoenzymu I oczyszczonego ze zdrowego przedmiotu Michaelis -Menten Km :

$$\frac{1}{V} = \frac{km}{Vmax} \cdot \frac{1}{[S]} + \frac{1}{Vmax}$$

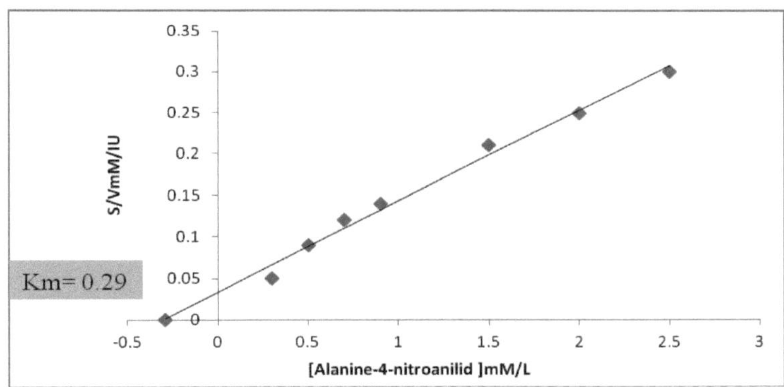

Rys. (3.16) Wykres Hanes'a -woolf dla pomiaru izoenzymu I oczyszczonego z substancji zdrowej Michaelisa -Mentena: $\frac{[S]}{V} = \frac{1}{Vmax} \cdot [S] + \frac{km}{Vmax}$

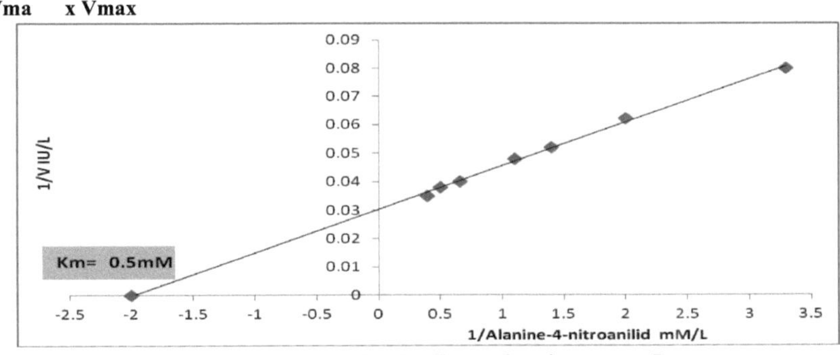

Rysunek (3.17) Lineweaver -Burk Plotka dla pomiaru izoenzymu I oczyszczonego z aborcji Michaelis -Menten Km.

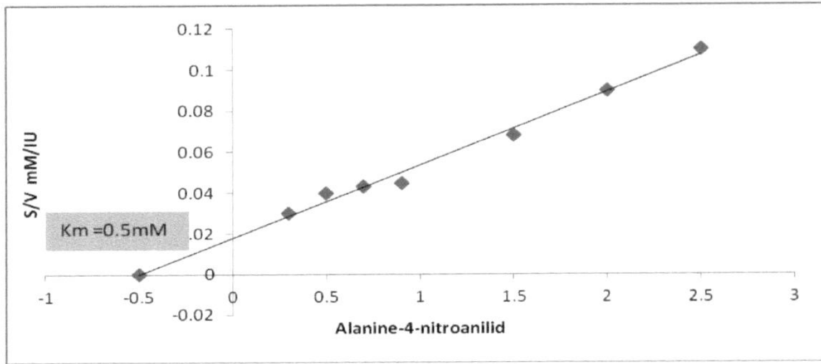

Rysunek (3.18) Wykres Hanes'a dla pomiaru izoenzymu I oczyszczonego z aborcji Michaelisa - Mentena.

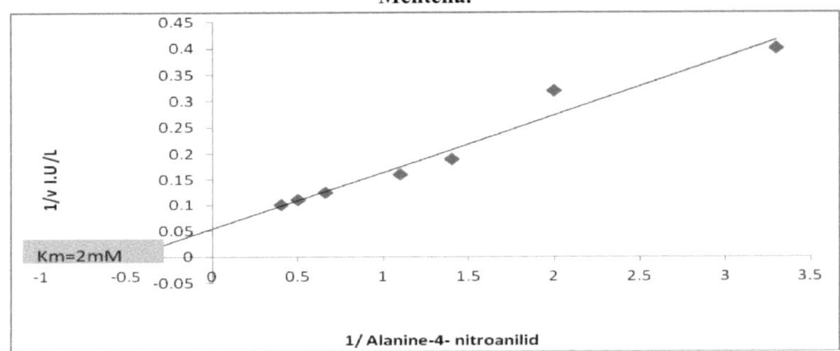

Rys. (3.19) Wykres Lineweaver -Burk dla Michaelis-Menten Km pomiar izoenzymu II oczyszczonego ze zdrowego przedmiotu

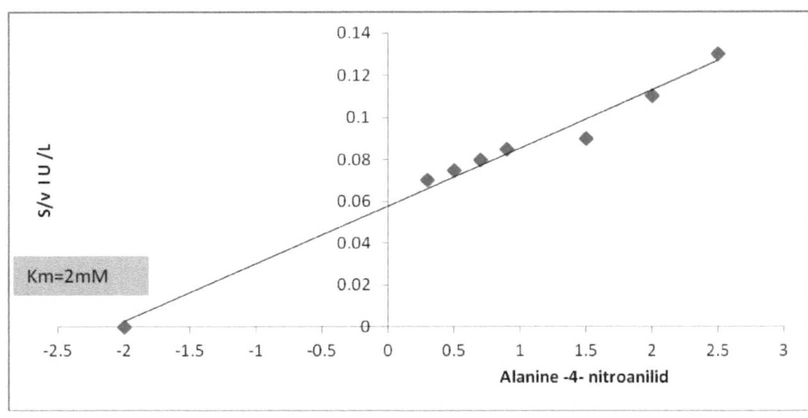

Rys. (3.20) Wykres Hanes- Woolf dla Michaelisa -Menten pomiar izoenzymu II oczyszczonego ze zdrowego przedmiotu.

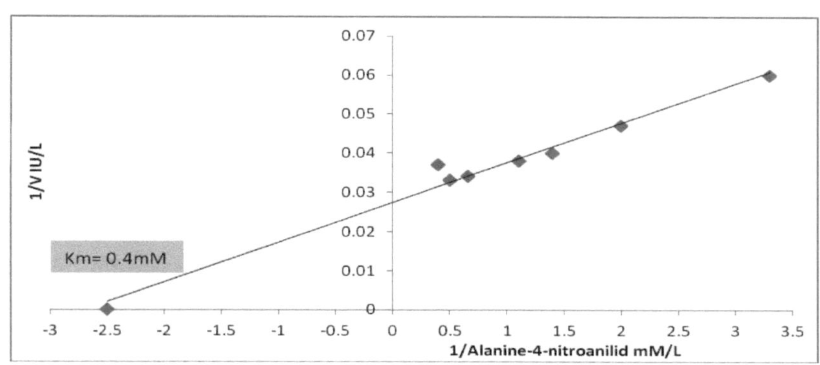

Rysunek (3.21) Lineweaver -Burk Plotka dla pomiaru izoenzymu II oczyszczonego z poronionych kobiet Michaelis -Menten Km.

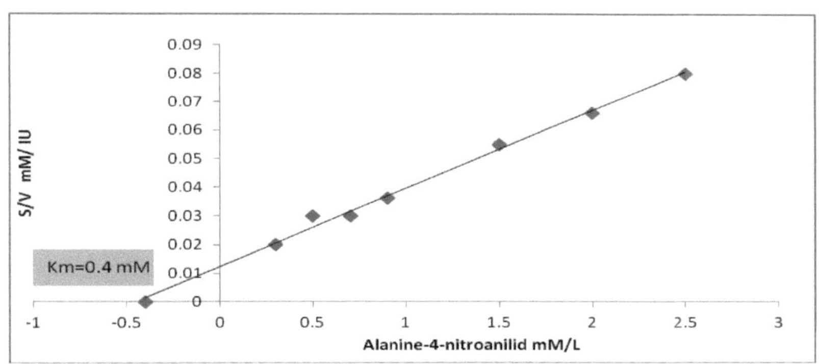

Rysunek (3.22) Działka Hanes - wełna dla Michaelisa -Menten km miara izoenzymu II oczyszczonego z poronionych kobiet

Tabela (3.8): Wartość stałej Km Michaelisa Mentena dla (AAP) izoenzymu I&II częściowo oczyszczonego z moczu poronionych kobiet i osób zdrowych.

Enzyme	Substrat	Km (M/L) Działki Lineweaver-Burk Działki Hanes-woolf			
		I/V vs. I/[S]		[S]/V vs. [S]	
		Zdrow	a aborcja	Zdrowa	aborcja
IzoenzymeI	Alanino-4-nitroanilid	0 ,33x10-3	0,5x10-3	0,29x10-3	0, 5 x10-3
Izoenzym	Alanino-4-nitroanilid	2x10-3	0,4x10-3	2x10-3	0,4x10-3

II			

Tabela (3.8)przedstawia podsumowanie wartości Km dla obu izozymów (I&II), uzyskane przez działki Lineweaver-Burk i Hans-Woolf;wykazało, że wartość Km izozymu(I) w moczu osób zdrowych była najniższa niż w moczu kobiet, które poddano aborcji, a to pokazuje, że powinowactwo do (alanine-4-nitroanilidu) w moczu osób zdrowych jest większe niż u kobiet, które poddano aborcji,podczas gdy izoenzym II) w moczu osób zdrowych był większy niż w moczu kobiet, które poddano aborcji, a to pokazuje, że powinowactwo do (alanine-4-nitroanilidu) w moczu osób zdrowych jest mniejsze niż u kobiet, które poddano aborcji, co można przypisać różnicom w składzie aktywnego miejsca dla tych izozymów (I &II) , ustalenie to jest zgodne z ustaleniami poczynionymi przez Al-salihi et al (2011)[55].

3.9.3.1 Wpływ pH na szybkość reakcji dla izoenzymów (AAP) (I i II)

pH reakcji enzymatycznej ma duży wpływ na szybkość tej reakcji, więc wpływ zmienności pH na aktywność enzymu może dostarczyć pewnych informacji dotyczących grup kwasów jonizowalnych w miejscu aktywnym, gdzie katalizator utrzymał [115]. pH optiumum izoenzymu I było (7), a izoenzymu II (7,8).

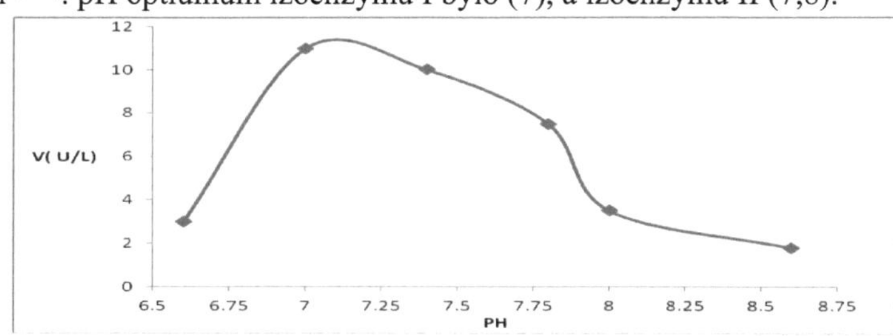

Rysunek (3.23) Wpływ pH na izoenzym I

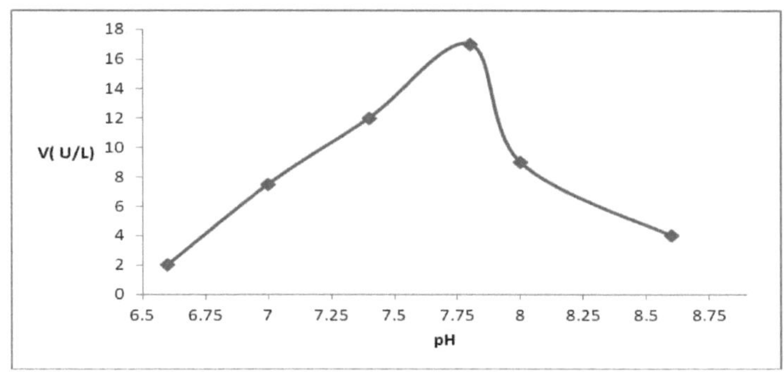

Rysunek (3.24) Wpływ PH na Izoenzym II

3.9.3.2 Wpływ pH na stałą Michaelisa-Mentena (Km)

Kinetyka reakcji może wskazywać sposób, w jaki aktywność enzymu jest regulowana in vivo, analiza kinetyczna może prowadzić do powstania amodelu dla reakcji katalizowanej przez enzym, a aktywne miejsca na enzymach często składają się z grup jonizowalnych, które muszą być w odpowiedniej formie jonowej, aby utrzymać konformację aktywnego miejsca. Wpływ zmiany pH na wartość Km obliczono za pomocą równania Lineweaver - Burke'a, jak pokazano na rysunkach (3.25) i (3.26).

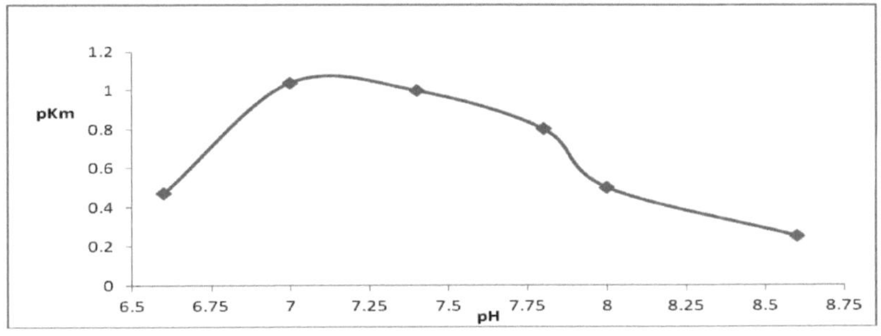

Rysunek (3. 25) Wpływ pH na stałą Michaelisa-Mentena (Km) na izozym I

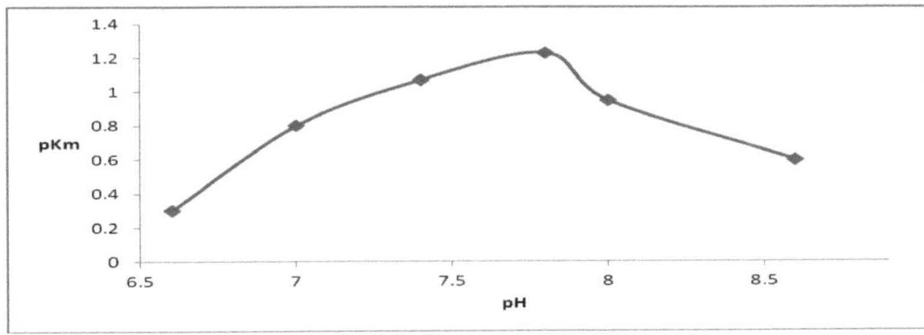

Rysunek (3.26) Wpływ pH na stałą Michaelisa-Mentena (Km) na izozym II.

Znaleziono wartości pkm dla izoenzymów I&II, które reprezentują pH, przy którym aminokwasy w aktywnych miejscach zostały zjonizowane, następnie można przewidzieć atrakcyjny model, który można przetestować, rysując zależność pkm od pH, osiągnął on(7) do izoenzymu I, jak pokazano na rysunku (3).23) które należą do Histidyny, a wartości izoenzymu II pkm (7,8) do (cysteiny), jak pokazano na rysunku (3,24), są zgodne z wartościami Al-salihi i wsp.

3.9.4.1 Wpływ temperatury na szybkość reakcji izoenzymów AAP(I &II).

Większość reakcji chemicznych przebiega z większą prędkością w miarę wzrostu temperatury. Wzrost temperatury (T) dostarcza więcej energii kinetycznej do cząsteczek reaktora, co prowadzi do bardziej produktywnych zderzeń w jednostce czasu. Enzym jest złożoną cząsteczką białka, jego aktywność katalityczna wynika z precyzyjnej, wysoce uporządkowanej struktury trzeciorzędowej, w której specyficzne grupy R aminokwasów tworzą stereo specyficzne miejsca wiązania podłoża i centrum katalityczne. W konsekwencji, wykres V versus T zwykle pokazuje pik, odnoszący się do optymalnej temperatury, w której enzym wykazuje stałą aktywność w okresie czasu, co najmniej tak długo, jak długo trwa badanie [(116)].

Na rysunkach (3.27) i (3.28) przedstawiono wpływ temperatury na prędkość reakcji aminopeptydazy alaninowej (AAP). Prędkość reakcji zwiększa się wraz ze wzrostem temperatury i osiąga maksimum na poziomie 37°C, a następnie zaczyna się zmniejszać szybkość oddziaływania na skutek denaturacji.

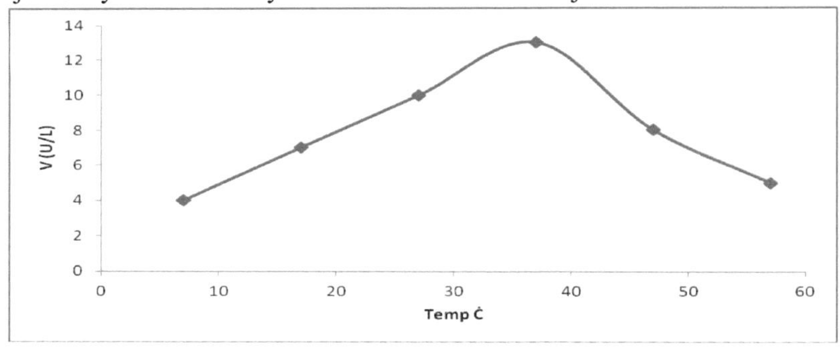

Rysunek (3.27) Infekcja temperatury na szybkość (AAP) izozymuI

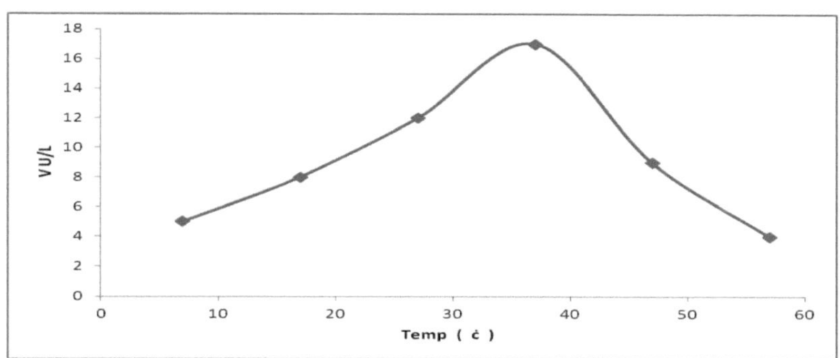

Rysunek (3.28) Wpływ temperatury na szybkość (AAP) izozymu II

3.9.4.2 Wpływ temperatury na prędkość maksymalną

Temperatura wpływa na stan jonizacji grup na powierzchni enzymu i substratów, podczas gdy struktura trzeciorzędowa jest orginizowana i przywracana aktywności katalitycznej przez szereg wiązań nie kowalencyjnych uczestniczących w utrzymaniu tej struktury, w wysokich temperaturach następuje denaturacja i zmniejszenie aktywności katalitycznej [(117)].

Dla większości reakcji katalizowanych enzymem, Vmax zależy od kilku stałych szybkości, z których każda może być zmieniona przez zmianę temperatury. W rezultacie, "energia aktywacji" (Ea), może być określona poprzez pomiar stałej szybkości reakcji w różnych temperaturach i wykres log k w stosunku do 1/T dla reakcji katalizowanej enzymem. Sam wykres Arrheniusa może być nieliniowy, jeśli różne kroki stają się ograniczeniem szybkości w różnych temperaturach. W niektórych przypadkach na wykresie może pojawić się gwałtowna zmiana nachylenia w pewnej temperaturze ("temperatura przejścia"), gdzie zależność Vmax zmienia się z jednego stopnia ograniczającego szczury na drugi. Asudden spadek na wykresie Arrheius w wysokiej temperaturze , wskazuje na denaturację białka , Log Vmax dla izoenzymu(I&II) został wykreślony w stosunku do odwrotności temperatury . Dla obu izoenzymów otrzymano linię prostą, jak pokazano na rysunkach (3.29) i (3.30), które są zgodne z następującym równaniem Arrheniusa. Niskie temperatury prowadzą do wykładniczych spadków tempa chemicznego, jak opisano w równaniu Arrheniusa, a także mają tendencję do zwiększania zwartości białek, ograniczając w ten sposób oddech konformacyjny niezbędny do katalizy[(116)].

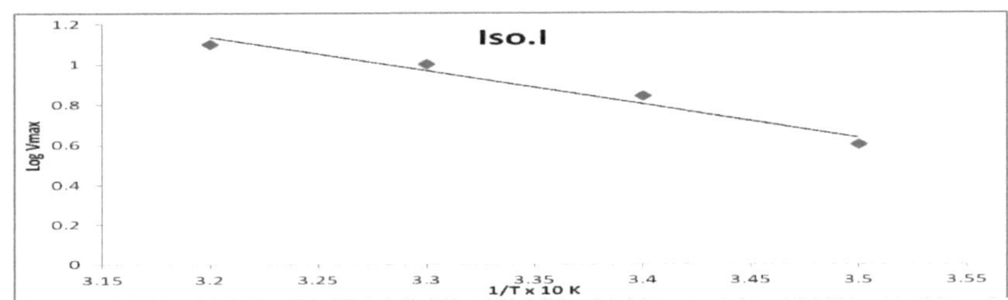

Rys. (3.29) Powierzchnia izozymu AAP (I) Arrhenius.

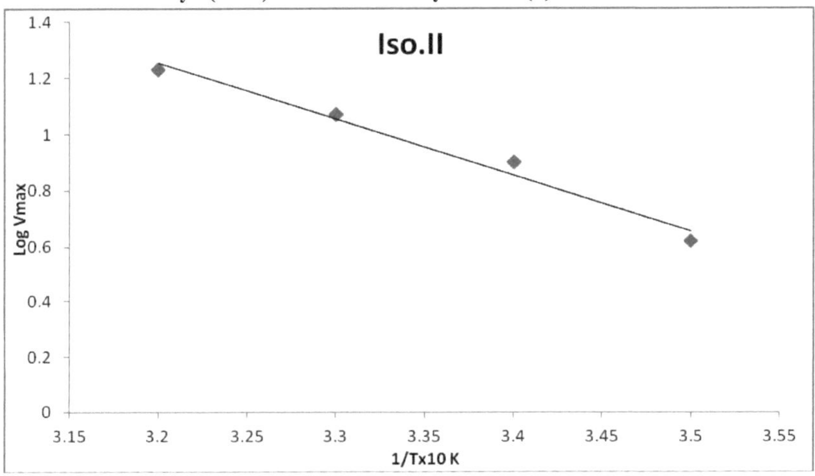

Rys. (3.30) Powierzchnia izozymu AAP Arrheniusa (II)

K= A e-Ea/RT

LnK= -Ea/RT+Constant:

$$\text{Dziennik } K = \frac{-Ea}{2.303\ RT} + \text{Dziennik } A$$

Energia aktywacji **(Ea)** AAP została obliczona na podstawie nachylenia **(-Ea/2,3R)** wykresu aktywności enzymu Arrheniusa (ln k) w stosunku do wzajemnej temperatury (w Kelwinie).

Wpływ temperatury określano za pomocą współczynnika temperaturowego (Q10), który często zwiększa szybkość reakcji poprzez podniesienie temperatury o 10 Ċ, jak pokazano w tabeli (3.9).

Tabela (3.9) wartości izozymów (Ea) i (Q10) do (AAP)(I i II)

Enzymy	Ea (Cal/mol)	Q10
Izoenzym I	14062	1.00
Izoenzym II	12523	1.00

Q10 został wyznaczony przez równanie :- $\mathbf{Ea = \frac{2{,}3RT2T1logQ10}{10}}$

Z tabeli (3.9) wynika, że wartość współczynnika temperaturowego Q10 reakcji enzymatycznej znajduje się pomiędzy (1-2) w granicach czasowych wszelkich reakcji enzymatycznych [(116)].

3.9.5 Inhibicja izozymów aminopeptydazy alaninowej (AAP) I&II

Hamowanie aktywności enzymów jest jednym z urządzeń regulacyjnych żywych komórek. W naszym codziennym życiu inhibitory enzymów można znaleźć jako leki, antybiotyki, dlatego badamy wpływ dodawania inhibitorów [I], (Fenyloalanina , 1,10 - Fenantrolina , Arginina , Oksycylina , Cloaxacillin) na aktywność izozymów AAP (I &II). Uzyskane wyniki wykazały, że hamowanie jest w pewnym sensie niekonkurencyjne w odniesieniu do(Fenyloalaniny , Argininy , Oksycyliny , Cloaxacyliny), co nie ma wpływu na miejsce wiązania podłoża i odwrotnie . Podłoże [S] i Inhibitor [I]wiążą odwracalnie część enzymu pozostanie nieproduktywnym kompleksem ESI , Równowagi są :-

S:Alanine-4-nitroanilid

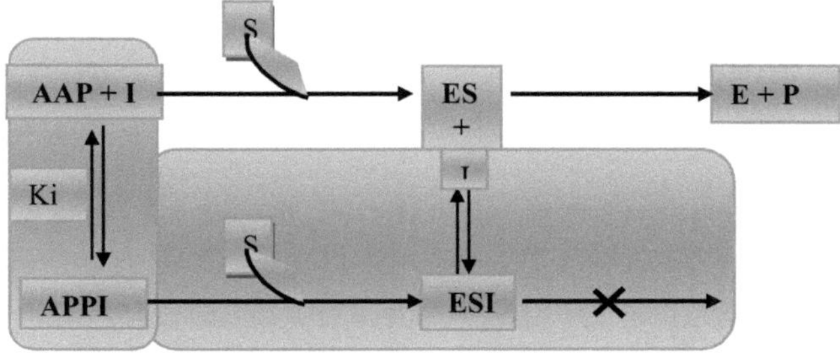

I: (Fenyloalanina , arginina , oksycylina , kloaksacylina)

Wyniki te są zgodne z Mattenheimerem i żabą (1986)[(114)]. Wykres Dixona dla inhibitora niekonkurencyjnego:1/v versus [I] w obecności różnych stężeń substratu dla izoenzymu I, jak pokazano na rysunku (3.31), (3.32), (3.33), (3.34) i izoenzymu II, jak pokazano na rysunku (3).35),(3.36),(3.37),(3.38) , podczas gdy wpływ inhibitora (1,10 -fenantroliny) na aktywność izozymów AAP (I i II) wykazuje hamowanie konkurencyjne dla podłoża (alanina -4 - nitroanilid) i jest to zgodne z obserwacją wyników badań Ibrahima i wsp(2010)(72) · Wykres Dixona dla inhibitora konkurencyjnego :1/v w porównaniu z [I] w obecności różnych stężeń substratu pokazano na rysunku (3.39), (3.40), wyjaśniając, że rodzaj inhibicji jest konkurencyjny, a schemat reakcji opisujący "martwy koniec" inhibicji konkurencyjnej jest :

AAP + Alanine-4-nitroanilid⇌ Es ⟶AAP +P

+I

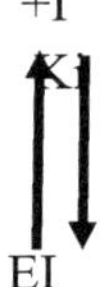

EI

(I: inhibitor=1,10 -fenantrolina)

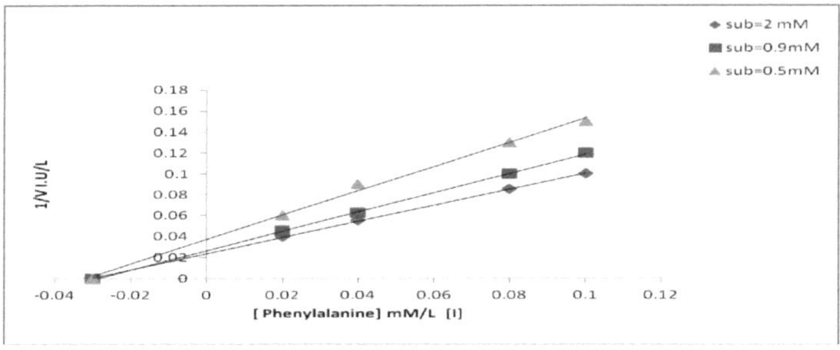

Rysunek (3.31): Wykres Dixona inhibicji izozymu AAP I przez fenyloalaninę

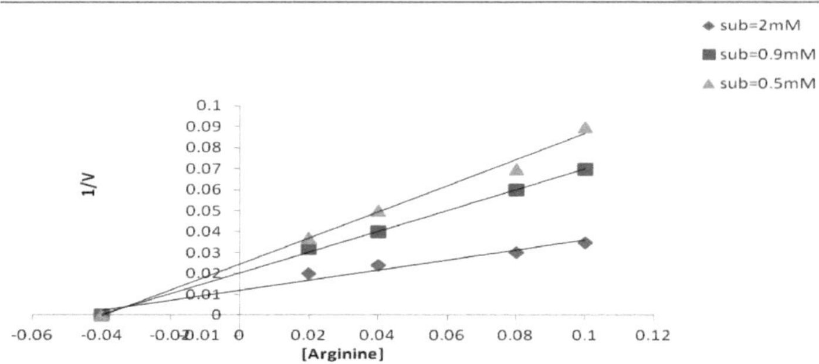

Rysunek (3.32) Wykres Dixona inhibicji izozymu I AAP przez argininę.

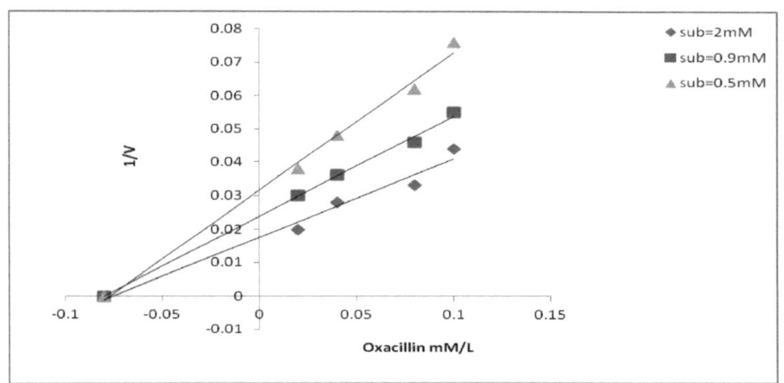

Rysunek (3.33) Wykres Dixona inhibicji izozymu I AAP przez Oxacillin.

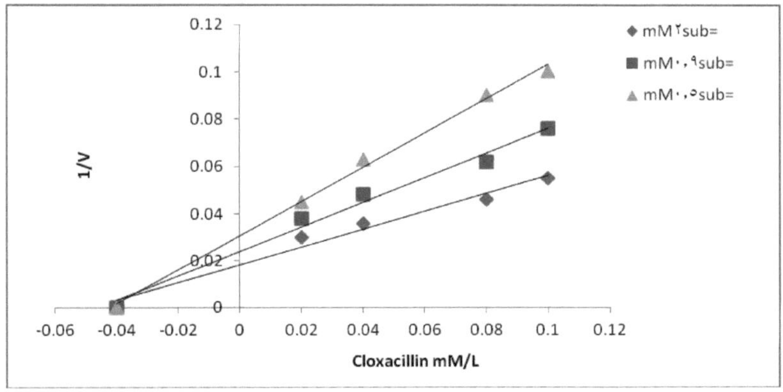

Rysunek (3.34) Wykres Dixona inhibicji izozymu I AAP przez Cloxacillin.

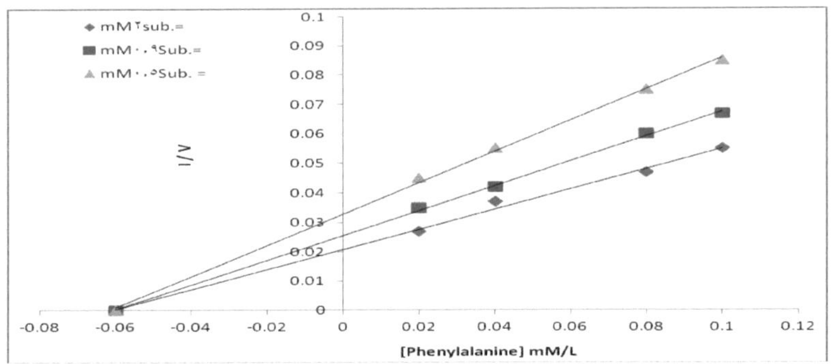

Rysunek (3 .35) Wykres Dixona inhibicji izozymu AAP II przez fenyloalaninę

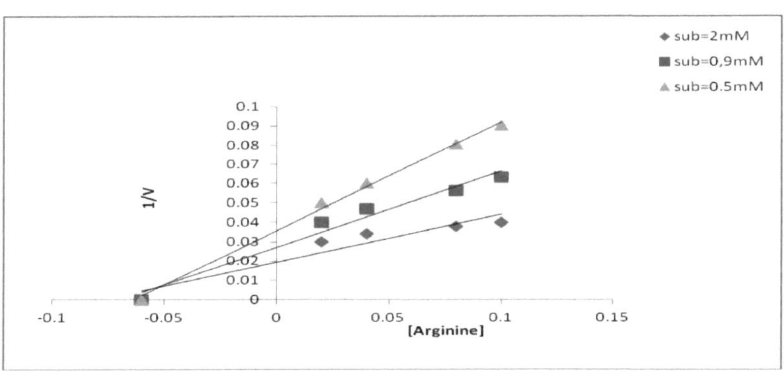

Rysunek (3.36) Wykres Dixona inhibicji izozymu AAP II przez Argininę

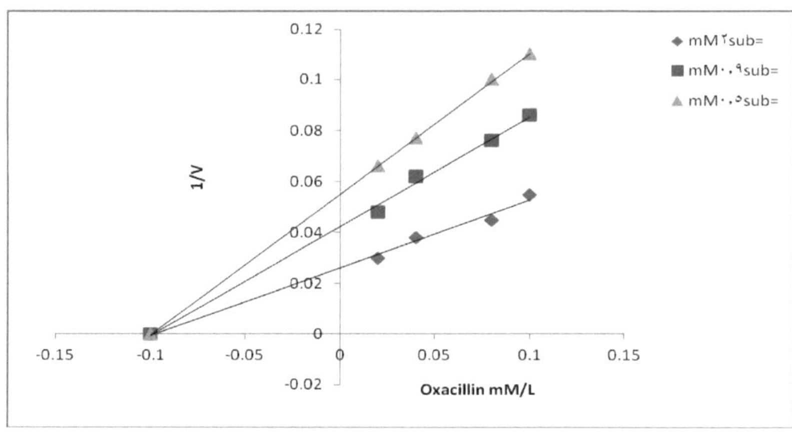

Rysunek (3.37) Wykres Dixona zahamowania AAP izozym II przez Oxacillin

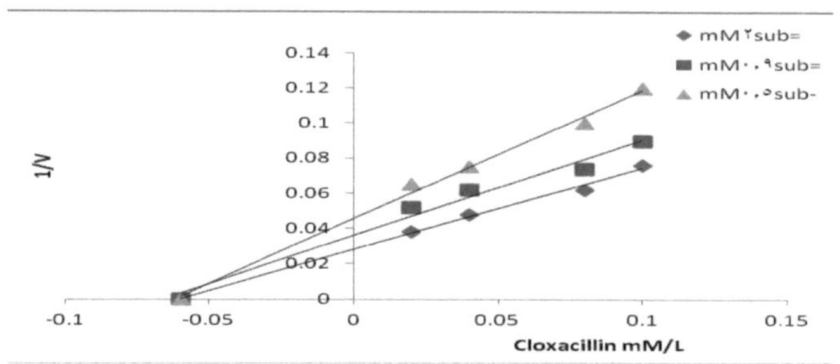

Rys. (3.38) Wykres Dixona inhibicji izozymu AAP II przez Cloxacillin.

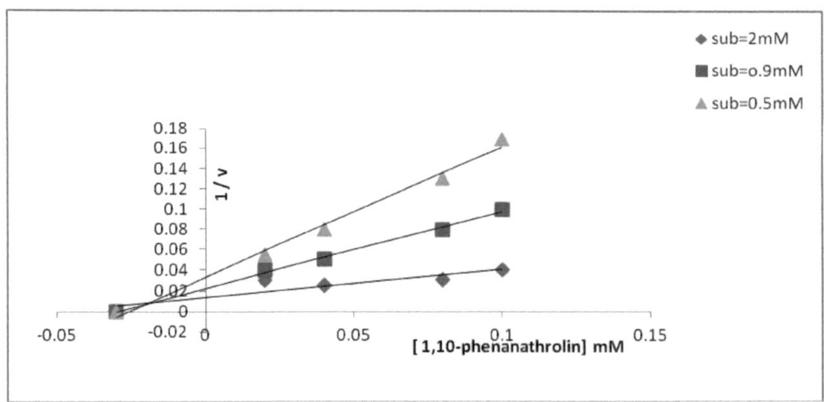

Rysunek (3.39) Wykres Dixona inhibicji izozymu AAP I przez 1,10-fenantrolinę.

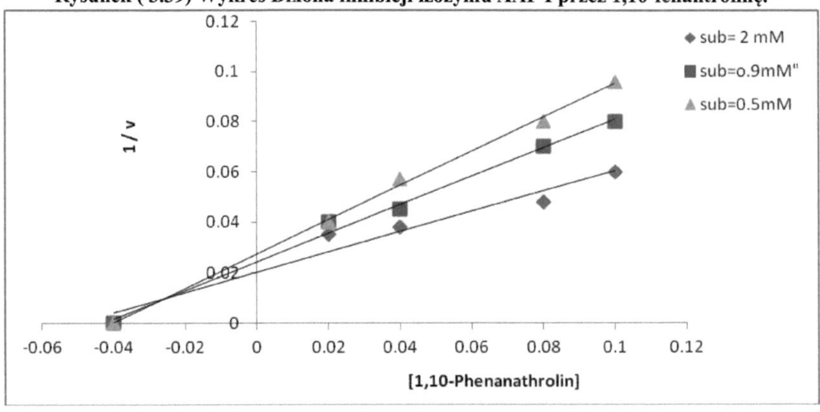

Rysunek (3.40) Wykresy Dixona dotyczące hamowania izozymu AAP II przez 1, 10-fenantrolinę

W tabeli (3.10) podano wartość Ki dla izoenzymu I, którą oznaczono za pomocą różnych stężeń (fenyloalaniny, 1,10fenantrolu, argininy, oksycyliny, klokacyliny) (0,03, 0,03, 0,04, 0,08, 0,08, 0.04) x10 $^{-3Mol\ /}$ L, odpowiednio, a stałą zahamowania Ki dla izozymu II ustalono na (0,06,0,04 , 0,06 , 0,1 , 0,06) x 10 $^{-3Mol}$ / L, odpowiednio przy zastosowaniu AAP (II) o różnych stężeniach (0,5, 0,9, 2) x 10-3 Mol / L (alalnina -4 - nitroanilid), jak pokazano w tabeli(3.11).

Tabela (3.10): stałe zahamowania Ki dla (AAP) I według wykresu Dixona

Inhibitor	Typye inhibitora	K i (mol/liter) 1/v vs [I]
Fenylalanina	Niekonkurencyjny	0.03
1,10-fenantrolina	Konkurencyjny	0.03
Arginina	Niekonkurencyjny	0.04
oksycylina	Niekonkurencyjny	0.08
Cloxacillin	Niekonkurencyjny	0.04

Tabela (3. 11): Stałe zahamowania Ki dla (AAP) I
według **działki Dixona**

Inhibitor	Typye inhibitora	K i (mol/liter) 1/v vs [I]
Fenylalanina	Niekonkurencyjny	0.06
1,10-fenantrolina	Konkurencja	0.04
Arginina	Niekonkurencyjny	0.06
oksycylina	Niekonkurencyjny	0.1
Cloxacillin	Niekonkurencyjny	0.06

W tabelach (3.12), (3.13), (3.14), (3.15) i (3.16) przedstawiono stopnie inhibicji izozymu AAP przy użyciu różnych stężeń inhibitorów (fenyloalaniny, 1, 10 -fenantroliny, argininy, oksycyliny, klokacyliny). W odniesieniu do tych wyników można stwierdzić, że zmniejszenie aktywności ludzkiej aminopeptydazy alaninowej przez endogenne inhibitory, takie jak aminokwas, podczas gdy czynnik chelatujący metal (1,10 Fenantrolina) również hamował aktywność AAP poprzez zmniejszenie wolnego stężenia Zn+2. Wynik ten jest zgodny z wynikami znalezionymi przez Laeremans et al (2005) [118]. Ponadto aktywność AAP jest zmniejszona przez kilka antybiotyków β-laktamowych, takich jak Cloxacillin, Oxacillin te wyniki są zgodne z wynikami Starnes & Behal (1 978)(75)' **który** znalazł wartości Ki dla Cloxacillin, a Oxacillin wynosi odpowiednio 0,51 mM i 1,6 mM. Wyższe zahamowanie obserwowane przez Cloxacillin może oznaczać wzmocnienie Cloxacillin enzymem poprzez podstawienie chlorku w strukturze tego związku

Tabela (3.12) Stopień zahamowania stałych aminopeptydazy alaninowej (AAP) I i II przy użyciu różnych stężeń fenyloalaniny.

Inhibitor [I]	[I] Mol/Liter	Stopień zahamowania%	
		I	II
Fenyl alanina	0.02	28	10
Fenyl alanina	0.04	34.5	43
Fenyl alanina	0.08	43	62
Fenyl alanina	0.1	56	73

Tabela (3.13): Stopień zahamowania Aminopeptydazy Alaninowej (AAP) I i II poprzez zastosowanie różnych stężeń 1, 10-fenantroliiny

Inhibitor [I]	[I] Mol/Liter	Stopień zahamowania%	
		I	II
1,10-fenantrolina	0.02	12.6	16
1,10-fenantrolina	0.04	34.5	40
1,10-fenantrolina	0.08	56.6	66
1,10-fenantrolina	0.1	73	83

Tabela (3.14): Stopnie zahamowania peptydazy Alanine Amino (AAP) I i II poprzez zastosowanie różnych stężeń argininy.

Inhibitor [I]	[I] (molo/liter)	Stopień zahamowania%	
		I	II
Arginina	0.02	12.6	26
Arginina	0.04	30	31
Arginina	0.08	65	65
Arginina	0.1	73	73

Tabela (3.15): Stopień zahamowania peptydazy Alaniny Amino (AAP) I i II przy użyciu różnych stężeń Oxacilliny

Inhibitor I	[I] Mole/L	Stopień zahamowania%	
		I	II
Oxacillin	0.02	12.6	10
Oxacillin	0.04	25	26.6
Oxacillin	0.08	45	43
Oxacillin	0.1	56	60

Tabela (3.16): Stopień zahamowania (AAP) I&II poprzez zastosowanie różnych stężeń klokacyliny9

Inhibitor (I)	(I) (molo/liter)	Stopień zahamowania%	
		I	II
Cloxacillin	0.02	12.6	13.3
Cloxacillin	0.04	30	42.8
Cloxacillin	0.08	47.5	50
Cloxacillin	0.1	73	71

Uważa się, że wyniki wstępnego badania miałyby ogólne zastosowanie do bardziej skutecznych inhibitorów antybiotyków lub w aktywatorach tego człowieka Alanine Aminopeptidasc stopień inaktywacji produkowane, inhibicja została uzyskana z Cloxacillin może wzmocnić wiązanie przez podstawienie, w cząsteczce obecnej, jak pokazano w poniższej strukturze.

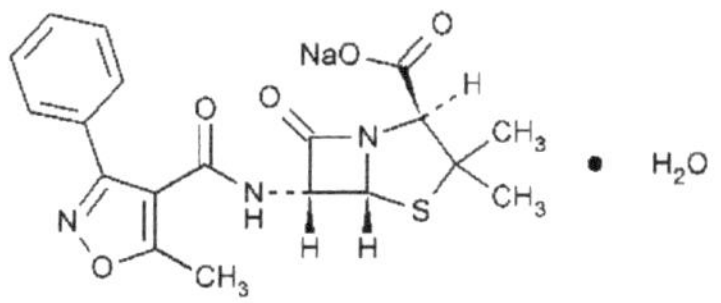

C19H18N3NaO5S-H2O 441.43 Oksycylinowa struktura sodowa

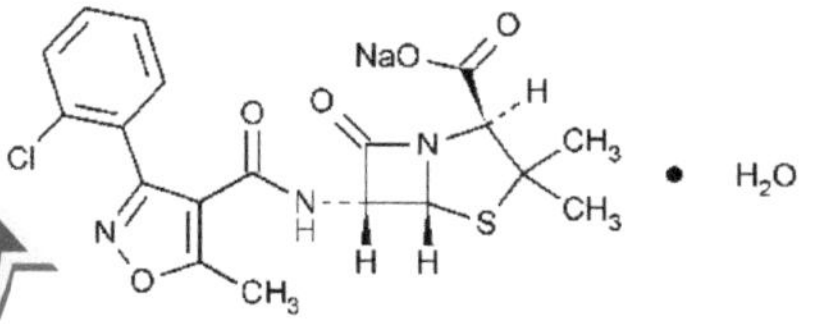

C19H17ClN3NaO5S-H2O 475. Struktura sodowa klokacyliny

3.10 Związek pomiędzy aminoptydazą alaninową a autoprzeciwciałami, progesteronem.

Współczynnik korelacji badano dla aminopeptydazy alaninowej z poziomem autoprzeciwciał ACA, DNA Antidów i progesteronu, które wykazały dodatnią korelację w pojedynczych i nawracających (pierwszy i drugi) trymestrach, jak opisano w tabeli (3.17). Współczynnik korelacji między AAP a przeciwciałami autoprzeciwciałami przedstawiony w dodatkach (7, 8, 9, 10, 12, 13, 14) oraz dla progesteronu przedstawiony w dodatkach (13, 14,1 5), który ujawnił, że zmniejszenie wydzielania progesteronu prowadzi do wzrostu ilości przeciwciał autoprzeciwciał i podniesienia AAP.

Tabela (3.17) współczynnik korelacji między AAP a (ACA, DNA Antydów, Progesteronu) w czasie aborcji

Państwo	AcA	Anti -dsDNA	Progesteron
Aborcja	0.712	0.229	0.416
Pojedyncza aborcja	0.063	0.072	0.142
Powtarzająca się aborcja	0.18	- 0.494	0.258

Wyniki te wykazały, że Alanine Aminopeptidase (AAP), lub CD13, na powierzchni komórki, implicating in a receptor-mediated transmembrane signaling event, wzrost autoprzeciwciał, co jest dowodem na to, że enzym ma dwukierunkową sygnalizacji do autoprzeciwciał, które odgrywa kluczową rolę w utrzymaniu integralności ciąży i że zaburzenia w tej komunikacji może prowadzić do ciąży luźne.

Spadek stężenia progesteronu prowadzi do zmiany odpowiedzi immunologicznej i powstawania różnych autoprzeciwciał, pozytywnej korelacji pomiędzy progesteronem a (DNA&ACA Antidów), jak pokazano w tabeli (3.17) i w dodatkach (16, 17, 18, 19, 20 i 21), natomiast dla progesteronu i AAP w dodatkach (22, 23 i 24).

Tabela (3.18) Współczynnik korelacji między progesteronem i (ACA , Antids DNA , AAP) w czasie aborcji

Państwo	AcA	Antidy-DNA	Progesteron
Aborcja	0.108	0.144	0.416
Pojedyncza aborcja	-0.06	-0.022	0.142
Powtarzająca się aborcja	0.192	- 0.17	0.25

W rzeczywistości, transdukcja sygnału została zaproponowana jako mechanizm działania dla szeregu funkcji AAP, które działają niezależnie od jego aktywności enzymatycznej [(7)]. Odpowiedzi immunologiczne i wpływy hormonalne przeważające w chorobach autoimmunologicznych i ciąży, gdy układ odpornościowy nie rozpoznaje prawidłowo self-antigens, może pojawić się zaburzenie autoimmunologiczne.

Równowaga immunologiczna może być dodatkowo zmieniona przez czynniki rozpuszczalne, w tym cytokiny, hormony, na przykład progesteron, prostaglandyny [(119)], wydają się być zaangażowane w ochronne działanie ciąży. Produkcja hormonów, cytokin i proliferacja limfocytów, które wzrastają w pierwszym trymestrze, osiągają szczyt w drugim trymestrze i szybko maleją po porodzie. Wiele badań potwierdzających rolę hormonów w etiologii utraty ciąży [(120)], ale w tym badaniu podano wiarygodne dane na temat wpływu progesteronu i przeciwciał autoprzeciwciał.

Podczas ciąży macierzyński układ odpornościowy jest modyfikowany w celu osiągnięcia tolerancji immunologicznej wobec ojcowskiego antygenu wyrażonego na komórkach płodowych, komórki immunologiczne i endokrynne mogą syntezować i wyrażać receptory zarówno dla cytokin, jak i hormonów, a cząsteczki te mogą stymulować lub hamować aktywność komórek immunologicznych i endokrynnych poprzez wiązanie ich z receptorami [(107)]. Profile hormonów steroidowych i cytokin różnią się u kobiet poronionych w porównaniu z osobami zdrowymi w czasie ciąży, co prowadzi do zaburzenia równowagi między komórkową i humoralną odpowiedzią immunologiczną, co z kolei może tłumaczyć zmienność przeciwciał autoprzeciwciał w czasie ciąży.

Wniosek

1. Alanine Aminopeptidase może być stosowany jako skuteczne narzędzie przesiewowe w badaniach epidemiologicznych aborcji w i wyniki wykazały, że AAP ma wpływ na matczynej tolerancji immunologicznej na płód.
2. Parametr kinetyczny, taki jak wartość Km poziomów enzymów w płynach ustrojowych, jest czułym i specyficznym wskaźnikiem dla diagnozy wielu stanów chorobowych i może być stosowany jako jedna z procedur referencyjnych w laboratorium medycznym.
3. W tym badaniu udany schemat oczyszczania białek pozwolił na zbadanie aktywności pozakomórkowych badań inhibicji przy użyciu inhibitora, jakim są aminokwasy i niektóre antybiotyki.

Zalecenia

W związku z wynikami zaleca się następujące punkty:

- Zdecydowanie zaleca się stosowanie testu AAP w rutynowej pracy w celu wczesnej diagnozy i przewidywania nawrotów aborcji.
- Ponieważ marker genetyczny odgrywa ważną rolę w wielu chorobach, preferowane jest badanie immunogenetyczne przypadków AAP wśród irackich rodzin w celu zbadania wpływu czynnika genetycznej podatności na chorobę w połączeniu z ACA, DNA Antydów i cytokinami.
- Należy podjąć wysiłek w celu zbadania wpływu innych cząsteczek, takich jak metaloproteinazy Matrix, kolagenazy w koniugacjach z AAP.
- Zbadanie korelacji między AAP i rodzajem terapii a dobrym rokowaniem choroby.
- Biomarkery moczu mogą być z powodzeniem stosowane do oceny wyników ciąży w badaniach epidemiologicznych.
- Nowe techniki, takie ja k cyjanometr przepływowy i hybrydyzacja , stanowią rozsądną propozycję badań w przyszłości.

Wyniki niniejszych badań wskazują, że należy przeprowadzić więcej badań doświadczalnych dotyczących działania innych leków, zwłaszcza tych związanych z wydzielaniem hormonów i innych enzymów, w przypadku których wykazano zaburzenia wzrostu tkanek i wczesną śmierć zarodka.

Referencje

1. Guyton, A.C. i Hall, J.E.. "Textbook of Physiology". 11. edycja. Elsevier Saunders . Chiny. (2006); s. 931-942.
2. Rosenthan, E... Legal or Not , Abortion Rates Compare. New York Times odzyskał. (2007) ;pp:30-36
3. Nouri , N.M , "Wprowadzenie do śmiertelności okołoporodowej matek. Recenzje" w Ob Gyn. (2008);1:77-81.
4. Naród Zjednoczony. (2006). Departament Spraw Gospodarczych i Społecznych.
5. Lewis, A. " Dlaczego płód nie jest odrzucony? A study of the changes that occur in the ssmalian immune system to allow for a successful pregnancy".Faculty of Health and Biosciences; UEL; Stratford; London (2004); E15. www.standupgirl.com.
6. Carolyn, B., Coulam, M.D. i Nancy, P.H. (2006). "Immunologia może być kluczem do ciąży" COPY13printpage.
7. Mina... Osorio P. "The moonlighting enzyme CD13: old and new functions to target". Trends Mol Med(2008); 14: 361-71.
8. Yeager, C.L, Ashmun, R.A, Williams, R.K i inni. "Ludzka aminopeptydaza N jest receptorem dla ludzkiego koronaawirusa 229E". Przyroda (1992); 357: 420-2
9. Zhang, X., Xu, W. "Aminopeptydaza N (APN/CD13) jako cel w projektowaniu środka antynowotworowego". Curr Med Chem; (2008) 15: 2850-65.
10. Bhagwat, S.V., Petrovic, N., Okamoto, Y., Shapiro, L.H. "The angiogenic regulator CD13/APN is a transcriptional target of Ras signaling pathways in endothelial morphogenesis". Blood(2003); 101: 1818-26.
11. Mahoney, K.M., Petrovic, N., Schacke, W., Shapiro, L.H, "Transkrypcja CD13/APN jest regulowana przez proto-onkogeniczny c Maf poprzez nietypowy element odpowiedzi". Gene(2007); 403: 178-87.
12. Kauma, S.W.; Huff, T.F.; Hayes, N. i Nilkaeo, A Placental Fas Ligand Expression Is a Mechanism for MaternalImmune Tolerance to the Fetus". J Clin Endocrinol Metab. (1999); 84:2188–2194
13. Roh, C.R., Lee, J.W., Kang, B.H., et al" Differential Expressions of Fas and Fas Ligand in Human Placenta". J Korean Med Sci. (2002);17: 213-6
14. Raj Rai, Powtarzająca się aborcja, podręcznik DewHursta o położnictwie i ginekolu; siódme wydanie, Czarna studnia, Oxford,. 2007; P95-105.
15. Mohammed, M.H.K. " Endokrynologia "2nd Ed., University Book House, UAA (2005) str. 447-450

16.Humes, H.D., Dupont, H.L., Gardner, L.B. et al, ("Kelley's Textbook of Internal Medycyna". 4th ed. , Lippincott Williams & Wilkins, Philadelphia, (2002); s. 1092-1146.

17.Kader,A ., Falcone,T., Sharma,R., et al " Slow and ultrarapid cryopreservation of biopsied mouse blastocysts and its effect on DNA integrity index ".Journal of Assisted Reproduction and Genetics(2010); 27 (8): 509-515.

18.Dosiou, C., i Giudice, **L.C.**, "Natural Killer Komórki w Ciąży i Powracającej Straty Ciążowej: Perspektywy Hormonalne i Immunologiczne".Recenzje hormonalne**(2004)**; 26 (1):44- 62 .

19.Leftherioti, M.V. "The Significance of the Women'Repertoiof Natural Killer Cell Receptors in the Maintenance of Pregnancy". W Markert UR (ed): Immunologia ciążowa. Chem Immunol . Bazylea, (2005);Karger :84-95.

20.Peter, P. " NK Cells and Trophoblasts Partner in Pregnancy" Parham; (2004). 200 (8): 951.

21.Edwin , M. , " The Physiologic Basis of Gynecolog and O bstetrics " JAM (2001) ; 286 :2167- 2168 .

22.Jane Van Dis . "The Maternal -Fetal Relationship" .JAMA (2003); (13):1696,2003

23.Hunt, J.S., Petroff, M. G.; McIntire, R.H. i Ober, C. "HLA-G i tolerancja immunologiczna w ciąży". Faseb J. (2005); 19: 681-693.

24.Schust, D.J. i Hill , J.A. "Recurrent pregnancy loss" .In Rinehart R.D; Hillard P.J i Adash E.Y (red): Novak's Gynecology. 13. Filadelfia (2002); PA; 1067-1107.

25.Arulkumaran, S., Sivanesaratnam, V., Chatterjee, A. i Kumar, P. "Esentials of obstetrics". Pierwszy Ed. Jypee Brothers Medical Pub. New Delhi(2004); str. 41-248.

26.Meka, A. i Reddy, B. M. "Powtarzające się spontaniczne aborcje": Przegląd tła genetycznego i nie-genetycznego . Int J Hum Genet(2006); 6(2): 109-117

27.Grimbizic, G.F., Gamus M., Tarlatizis B.C., et al . "Kliniczne implantacje wad rozwojowych macicy i wyniki leczenia histeroskopowego". Hum Reprod, Update (2001);7:161-74 .

28.Yousuf Khan M , Manuel W ., i Zaid A ..." Bruceloza u ciężarnych kobiet. Kliniczne choroby zakaźne . (2001) ; 32 :1172- 1177

29.Li, T.C, Spuijbrock, M.D., Tuckerman, E., i inni." Czynniki endokrynologiczne i endometrialne w powtarzających się poronieniach." BJOG; (2000) 107:1471-9.

30.Abalovich, M., Gutierrez, S., Alcaraz, G, et al. "jawna i podkliniczna niedoczynność tarczycy komplikująca ciążę".Tarczyca. (2002);12:63-8

31.Barrera, D., Avila, E. i Díaz, L... "Immunologiczna rola progesteronu w utrzymaniu ciąży". Rev Invest Clin(2007); 59(2) 139-45.

32.Fatusić, Z. "Immunologiczny aspekt spontaniczności i aborcji". Med Arh(2006).;60 (2):129-31

33.Greenspan,F.S. and habitual Gardener,D.G"Basic and Clinical and ocrinology".[7] ed mcGraw -Hin-USA; (2004) p:219-229.

34.Ogassawara, M. , Aoki K., Okadas S., Suzumori K.,. "Embrionalny kariotyp poronień w stosunku do liczby wcześniejszych poronień" , Fertil Steril (2000); 73:300-304

35.Li, T.C., Makris, M., Tomsu, M., et a " Ponowne poronienie: etiologia; zarządzanie i prognoza". Hum Reprod Update(2002); 8 (5) : 463- 481

36.Piwo, A.E. (2007). Konsekwencje powtarzających się strat w okresie ciąży: Wprowadzenie do kategorii 1-5 "Problemy odpornościowe.repro-med.net/inf/cat.php".

37.William , L ., Penny , J.,Wendell, T.("Immunology Recurrent Spontaneous Abortion", The Femal Patients 1995)., Feb 20:2-3.

38.Matzner, W.L.; Chong , P.J. i Ching , W.T.W. (2011)". Pracownicy Immunologii Reproduktywnej. Można zapobiec poronieniu".
www.rialab.com/pages/ria2.html

39.Grudzinskas, J.G." Poronienie; ciąża pozamaciczna i choroba trofoblastyczna" . In:Edmonds, K.D. (red). Książka Dewhurt'a z zakresu położnictwa i ginekologii. [6-ego wydania]. Librcongress(1999);UK.:61-65.

40.Empson, M. Lassere, M., Jonathanc S., James, R." Powtarzające się przegrane ciążowe z przeciwciałami antyfosfolipidowymi:a Przegląd systematyczny prób terapeutycznych". Obstet-Gynecol Jan ; (2002)99(1):135-44.[Medline] Ruiz,I.G. i Khamashta M.A. "Stroke and antiphosphlipid syndrome" the

41.Debata na temat leczenia. Reumatologia(2005);44:971-974.

42.Sammaritano, L.R.." Syndrom Antyfosfolipidowy": przegląd .Southern Medical Journal (2005);98 :617-625

43.Elgert, K.D. (red.)."Immunologia: zrozumienie systemu immunologicznego".[2 red]. John Wiley i synowie(2009):305-308

44.Gutierrez, G., Gentile, T., Miranda, S. i Margni, R.A."A Symmetric Antibodies:A Protective Arm in Pregnancy".In Markert UR (red): Immunologia ciążowa.Chem Immunol . Basel; Karger(2005); 89: 158-168.

45.Bulla, R., Bossi, F., Fischetti, F... "System uzupełniający na Interfejsie Fetomateralnym". W Markert UR (ed): Immunologia ciążowa. Chem Immunol Basel(2005); Karger;89: 149-157

46.Mok, C.C i Wong, R.W.S. "Ciąża w toczniu rumieniowatym układowym ".Postgrad. Med (2001).77:157-165

47.Gies , W. i Branch, D... "Obstetijne konsekwencje komplikacji". Clin . Obstet . Ginekol (2001) .44:2-10
48.Pisitkun, T., Shen, R.F., Knepper, M.A. "Identification and proteomic profiling of exosomes in human urine". Proc Natl Acad Sci U S A (2004) ;101: 13368-13373,
49.Michael S. Goligorsky, F.A., i Edmond O.R. , " Diagnostyczny potencjał proteomu moczowego. A Broken Mirror of Renal Diseases J Am Soc Nephrol (2007) ; 18: 2233- 2239.
50.Knepper , M.A. " Proteomics and the kidney".J Am Soc Nephrol (2002);13: 1398-1408
51.Raab , W.P. " Diagnostyczne oznaczenie enzymu moczowego". Clin. Clien(1972); 18(1): 5-25.
52.Jung , K. i Wischke , U.W. "Electrophoretic variants of alanine aminopeptidase alkaline phosphatase, glutmyletransferase in urine" Clin .Chem (1984); 30:856-859.
53.Hewitt, S.M., Dear , J.Star, R.A. " Discovery ofprotein Biomarker for renal diseases". J. Am.Soc Nephrol (2004) ;15: 1677-1689.
54.Kirsten, W.I. , Shanna, H., Swan, G. C. " Użycie biomarkerów moczu do oceny funkcji menstruacyjnej w zdrowiu". American Journal of Epidemiology (1998); 147(11):1071-80.
55. Al-Salihi, F.G. & Al-Okaiby, T.A. "Aktywność aminopeptydazy alaninowej i jej izoenzymów częściowo oczyszczonych z moczu pacjentów z przewlekłą niewydolnością nerek". Al-Nahrein Univ. J. (2011) 14(1), 1-7
56.Sushant, C., Nivrutti, H., i Padma, C. Nzymy moczowe w zespole nerczycowym Indian Journal ofClinical Biochemistry(2005); 20 (2) 126-130.
57.Peter C., "protein and proteomics" Biochimica et Biophsica Acta (BBA) (2005); 1751:1-118
58.Corvol , P., Nomura, S.,Turner, A.J., Mizutani, S. " Special issue on proteolysis"; Biochimica et Biophysica Acta (2005); 1751:1.
59.Taylor A. Aminopeptydazy: struktura i funkcja. FASEB J 1993; 7: 290-8.
60.Luan, Y., Xu W., "Struktura i główne funkcje aminopeptydazy N". Curr Med Chem(2007); 14: 639-47.
61.Ito, K., Nakajima , Y., Onohara, Y., et al "Crystal Structure of Aminopeptidase N (Proteobacteria Alanyl Aminopeptidase) from Escherichia coli and Conformational Change of Methionine 260 Involved in substrate recognition" ; Biomedical Sciences(2006) :1-14.
62.Giordano, R., Arap, W., Pasqualini, R., Shapiro, L.H. "CD13/APN jest aktywowany przez sygnały angiogeniczne i jest niezbędny do utworzenia rurki kapilarnej". Krew (2001); 97: 652-9.

63.Hashida, H., Takabayashi , A., Kanai , M .et al Amino Peptydaza jest zaangażowana w ruchliwość komórek i angiogenezę: jej znaczenie kliniczne w raku jelita grubego człowieka.
Gastroenterologia (2002); 122: 376-86.
64.Fukasawa, K., Fujii, H., Saitoh, Y .et al. "Aminopeptydaza N (APN/CD13) jest selektywnie wyrażana w komórkach śródbłonka naczyń i odgrywa wiele ról w angiogenezie". Cancer Lett(2006); 243: 135-43.
65.Spójrz, A.T ., "Ludzka glikoproteina błony mielinowej osocza CD13 (gp 150) jest identyczna z aminopeptydazą"; N.J. clin. Invest;(1989).83:1299-1307
66.Takaaki , A.i, Suda , H., Naga , M., et al " Aktywność aminopeptydazy na powierzchni komórek ssakówBiochimica i BiophysicaActa(BBA) (1976) Enzymologia, 452, 1, 8 131-143
67.Wickström, M., Larsson, R., Nygren, P. i Gullbo, J. " Aminopeptydaza N (CD13) jako cel chemioterapii onkologicznej". Nauka o raku(2011); 102: 501-508
68.Langner i Ansorge ... "Peptydaza komórkowa w funkcji immunologicznej i chorobach układu odpornościowego" Kluwer Academic/wydawnictwo2nd edition , (2000) P 3-26.
69.Gabrilovac, J.; Breljak, D.; Cupic, B. andAmbriovic R.A. "Regulacjaaminopeptydazy N (EC 3.4.11.2; APN; CD13) poprzez interferon-ã na linii komórkowej HL-60". Life Sciences (2005) ; 76:2681 - 2697.
70.Lampelo, S., Lalu, K. i Vanha, T. "Oczyszczanie i charakterystyka partia 1 aminopeptydazy związanej z cząstkami ludzkimi". Placenta(1982); 33:79-393.
71.Huang, K., Takahara, S., Kinouchi, T., et al " Alanyl amino-peptydaza z oczyszczania osocza ludzkiego nasienia, charakterystyka i lokalizacja immunohistochemiczna w męskim układzie płciowym". J. Biochem (1997); 122: 779 - 787.
72.Ibrahim M.A., Ghazy. A.M, Mosaad M.N i Darwish D.A. " Oczyszczanie i właściwości aminopeptydazy alaninowej z bawolej nerki wodnej ". Journal of American Science (2010);6(12):1600-1613.
73.Sanderink , G.J. , Artur, Y. , i Siest, G., "Human Aminopeptidasses :A Review of the Literature" J.Clin .Chem . Clin.Biochem. (1988); 26 , 795-807 .
74.Mattenheimer , H ., Frolk, W., Grotsch, H., i Simane , Z. . . Clin. Chim . Acta . (1986) ;160: 129,135.
75.Starnes, W. L. and Behal, F. J. " Human kidney alanine Aminopeptidase physical and kinetic properties of a sialic acid containing glycoprotein" Biochemistry(1978) ;17: 2990 - 2994.
76.Lehninger , A., "Zasada biochemii " Wydawcy i dystrybutorzy CBS , (1993), wydanie drugie , P246.
77.Jung, K., i Scholz, D. Clin. Chem . , (1980) ;26 (9) :1251-1254

78.Huang , B., Eberstadt, M., Olejniczak, E.T., et al. " NMR Structure and mutagenesis of the Fas (APO-1/CD95) death domain". Natura (1996); 384(6610):638-41.
79.Janeway, C.A., Travers , P., Walport , M., Shlomchik, M.J. " Immunobiologia: Układ odpornościowy w zdrowiu i chorobie. Szóste wydanie. CITY: Garland Science Publishing(2005);. rozdziały 8 i 6.
80.Krammer, P.H., "CD95's Deadly Mission in the Immune System". Natura(2000) ; 12(407):789-95.
81.Goldsby, R.A., Kindt, T.J., Osborne, B.A." Immunologia. Czwarte wydanie. Nowy Jork: W.H. Freeman and Company; (2000). rozdziały 10 i 2.
82.Itoh, N., Yonehara, S., Ishii, A" Polipeptyd zakodowany przez cDNA dla antygenu powierzchniowego ludzkich komórek może pośredniczyć w apoptozie". Komórka (1991); 26 lipca; 66:233-43.
83.Jung, K., i Scholz, D... Clin. Chem . (1980); 26 (9) :1251-1254
84.Asherton, R.A., Harris, E.N.,... Przeciwciała antykardiolipinowe - Związek kliniczny z Post. grad . Med.J. (1986) ;62,1081-1087.
85.Tan, E.M., Cohen, A.S , Frise, J.F , et al " Revised criteria for the classification of systemic lupus erythematosus.; Arthritis Rheumatism (1982); 25 :1271-1277.
86.Ross G.T, Vand Wiele R.T, i Frantz A.G , "Jajniki i breski". W: Williams, R.H., ed Textbook of Endnocrinology .Saunders Company , Philadelphia (1981); :355-411.
87.Lowry, H ., Rosebrough, J., Farr , L., i Randall , J ... . J.Biol Chem . (1951), 193;265 -108.
88.Laemmli, U.K. "Cleavage of structural protein during Assembly of the head of bacteriophage T4" , Nature(1970) ; 227 :680-68 .
89.AL-Barwary, M. K.N" Zmiany immunologiczne i histopatologiczne u kobiet z samoistną aborcją ". Doktorat, College of Science, .(2004) ;University of AL-Mustansiriya.
90.AL-Jeboori , M.J.H. "Wykrywanie niektórych mikroorganizmów towarzyszących nawracającym aborcjom i ich związek z grupą krwi" . Msc. Praca dyplomowa, kolegium naukowe(2005); AL-Mustansryia University
91.Christiansen , O.B. " Epidemiologiczne, immunogeetyczne i immunoterapeutyczne aspekty niewyjaśnionego, nawracającego poronienia" Dan Med . Byk. (1997) ; 44:396-424
92.Fretts , R.C ., Schmitttdiel , Mclean , F .H et al" Podwyższenie wieku macierzyńskiego i ryzyko śmierci płodowej" .N . Anglik . J. Med(1995) ;333:953-957

93.Wharfe, G., Fletch , H., Smikle, M., "Częstość występowania przeciwciał antykardiolipinowych u jamajskich kobiet ze spontaniczną aborcją oraz korelacja z przeszłością kliniczną". J.Obstet Gynaecol(2004); 24: 452-454.
94.Daboubi, M.K'Anticardiolipin antibodies in women with recurrent abortion". East Mediterr Health J.(2001); 7: 95-99.
95.Jwad., M.I., Mahdi, K.N., Flafil, S.M." Przeciwciało antykardiolipinowe 1A i poronienie. (2006)Saudi Med J; 27 (9): 1387-1390 .
96.Branch, D.W i Khamashta, M.A. . "Zespół Antyfosfolipidowy Położniczy, Diagnoza, Zarządzanie i kontrowersje". Obstet. Gynecol (2003);101 :1333-1344
97.Molad,Y. Borkosk,T., Monselise , A ., "Maternal and fetal outcome of lupus pregnancy : Aprospective study of 29 pregnancies" .Lupus(2005) ;14 :145-151.
98.Petri , M " Toczeń rumieniowaty układowy i ciąża". Rheum . Dis. Clin North. Am. (1994) ; 20:87-118.
99.Georgiou , P. E.; Politi , E. N., Katsimbri , P , et al " Wynik ciąży w toczniu: badanie kontrolowane"Reumatol (2000) ; 39 :1014-1019 .
100.Cortes, H.J. Paredes, F . Casettas, M. "Clinical predictors of fetal and maternal outcome in systemic lupus erythrematosus : A prospective study of 103 pregnancies" Rheumatol (2002); 41 :643-650
101.Harris, E.N., Charavi, A.E., Jincani, A. et al " Affinity purified anticardiolipin antibodies and anti-DNA antibodies". J. Clin. Laboratorium. Immunol. (1985b); 17:155-162 (Streszczenie
102.Abdulla, S.F. "prevalence of Torch agents in complicated Pregnancy" Msc .thesis .College of Medicine(2000), University of Baghdad.
103. Al-Mossawi , B.R. " Physiological Studies of Blood profile,Progesteron Level and its Relation to Spontaneous Abortion in Pregnant Women in THI-QAR /IRAQ" M.Sc. Thesis, College of Education- THI-QAR University(2006).
104.Chrestopher, R., Susan, K.B. i Juhn, C.M. " Progesteron znacznie zwiększa amplitudę pulsu LH, ale nie wpływa znacząco na nocne spowolnienie częstotliwości pulsu LH podczas późnej fazy pęcherzykowej u kobiet" AM. J. Physiol(2007) . Endokrynol Metab. 292 : 900-9006.
105.Nelson, D.B. " Czy stres wpływa na wczesną utratę ciąży . Ann Epidemiol (2003) ;13 (4):223-9.
106.Eskandari, F., Webster , J.I., Sternberg, E.M. , " Neuralne drogi immunologiczne i ich związek z chorobami zapalnymi" Arthritis ResTher (2003);5:251-65.
107.Szyper, K. M., Zandman, G.G., Lahita, R.G., "The neuroendocrine-mune interactions in systemic erythematosus": Podstawa do zrozumienia patogenezy i złożoności chorób". Rheum Dis Clin North Am. .(2005);31:16 75.

108.Zena, M. , Ghirardello, A., Iaccarinob, L. et al. " Hormones immune response, and pregnancy in healthy women and SLE patients" .Swiss Med Wkly(2010); 14 0 (13 - 14) : 18 7 - 2 01
109.De León, M.A. , Nava, K., Soldevila, G. , et al "Immune Sexual dimorphism": Wpływ sterydów gonadowych na ekspresję cytokin, receptorów sterydów płciowych i proliferacji limfocytów " J Steroid Biochem Mol Biol. (2009);113:57–64.
110.Szekeres, J., Wilczyński, J.R., Basta, P., i inni " Rola terapii progesteronowej i progestynowej w zagrożonej aborcji i przedwczesnym porodzie." Front Biosci. (2008); 13:1981–90.
111.Minas,1. V. Jeschke, U. , Kalantaridou1, S.N, et al "Aborcja jest związana ze zwiększoną ekspertyzą FasL w decdualleukocytach i apoptozą pozaustrojowych trofoblastów: rola CRH i urokortyny oraz". Molekularna reprodukcja człowieka (2007) ; 13,(9) 663-673,
112.Mattenheimer , H., "Aminopeptydaza w moczu w zwierzęcej biochemii klinicznej" (Ed D.J Block Mors) Prasa uniwersytecka Cambridge. (1988). PP 209-218. 114.
113.Fujiwara i inni. "Regulacja funkcji ludzkiego zewnętrznego trofoblastu przez peptydazę związaną z błoną". Biochimica et Biophysica Acta (2005); 1751:26-32
114.Mattenheimer , H ., Frolk, W., Grotsch, H., i Simane , Z. (1986) . Clin. Chim . Acta . , 160: 129,135.
115.Dixon, M. i Webb, E. "Enzymy".Longman Group Ltd., (1979).[3] ed., str.273.
116.Segal , I., "Biochemiczne obliczenia" , Joun Wiley and sons Inc., (1976) , wydanie [drugie] , str. 408,279.
117.Al-Hussaini S., mgr, praca magisterska, Kolegium Naukowe/Uniwersytet w Bagdadzie (1997); str. 13-58.
118.Laeremans. H, Demaegdt. Hi, De backer J.P et al, "Metal ion modulation of cystinyl aminopeptidase" Biochem. J. (2005) ; 390 351–357

119.Rossouw, J.E., Anderson, G.L, Prentice R.Let al. Zagrożenia i korzyści związane z estrogenem i progestyną u zdrowych kobiet po menopauzie": główne wyniki Randomized Controlled Trial Initiative Women's Health.JAMA(2002)"; 288: 321-333
120.Devonshire, P.V., Duquette, E., Dwosh, C., et al The Immune System and Hormones": Review and Relevancto Pregnancy and Contraception in Women with MS :MS Journal.(2003)"; 10: 44-50.

Dodatki

Dodatek 1 :Arkusz danych badawczych
Nazwisko pacjenta /
Wiek / Tytuł / Zawód /
Stopień pokrewieństwa / Liczba dzieci żyjących /
Liczba dzieci z chorobami /
Rasa / Wrodzone wady rozwojowe /
Liczba dzieci zmarłych po urodzeniu / Liczba wcześniejszych poronień / spowodowanie aborcji /

Wynik ostatniego egzaminu Sonar /

Narkotyki połknięte w czasie ciąży / Liczba przypadków narażenia pacjentki na promieniowanie i sonar podczas lub przed ciążą /
Czy w przypadku członka rodziny dochodzi do aborcji /

Dziedziczne choroby rodzinne /
Ustalenie, czy istnieje niezdiagnozowana infekcja bakteryjna
Czy kobieta w ciąży cierpi na choroby nerek lub tarczycy

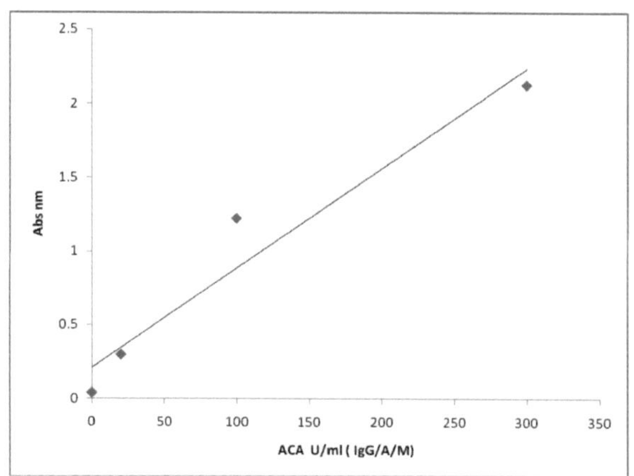

Dodatek 2 :Krzywa wzorcowa ACA (IgG /A/M)

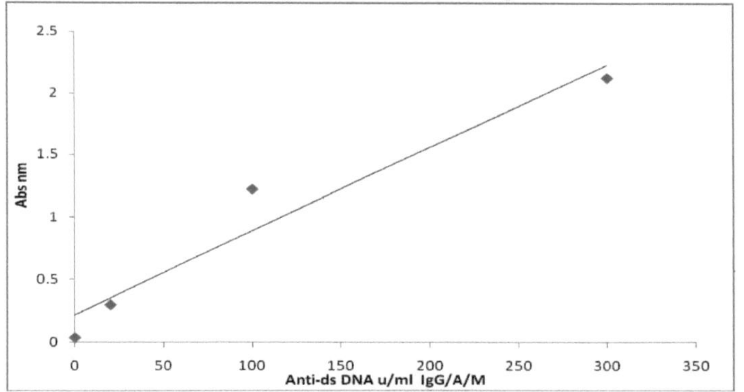

Dodatek 3: Krzywa wzorcowa DNA anty-ds (IgG/A/M)

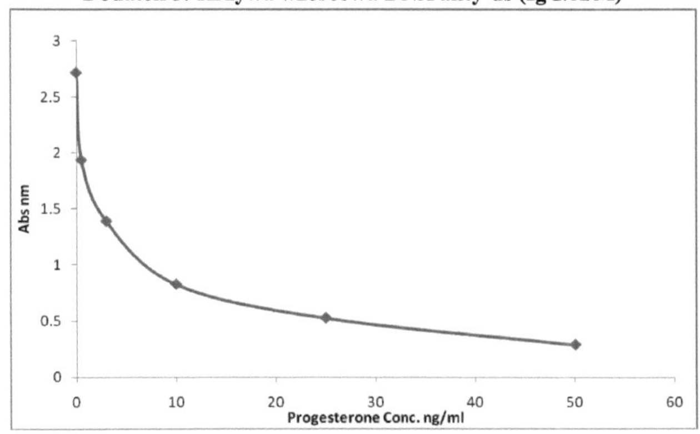

Dodatek 4: Krzywa wzorcowa stężenia progesteronu ng/L

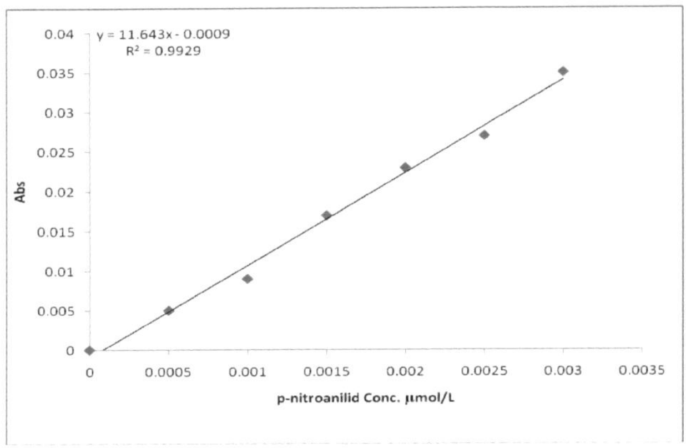

Dodatek 5: Krzywa wzorcowa p-nitroanilidu Conc.µmol/L

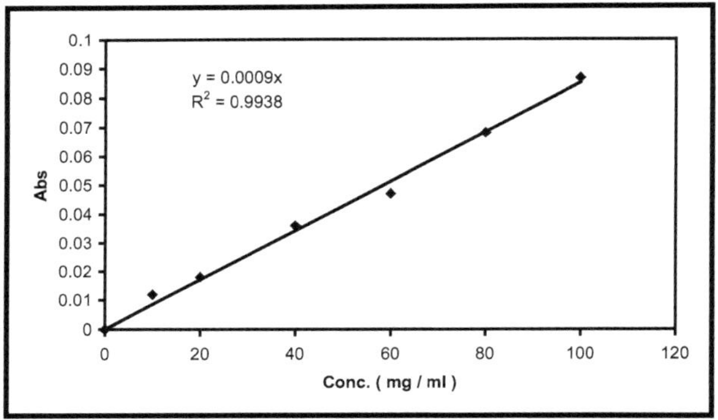

Dodatek 6: Krzywa wzorcowa oznaczania zawartości białka

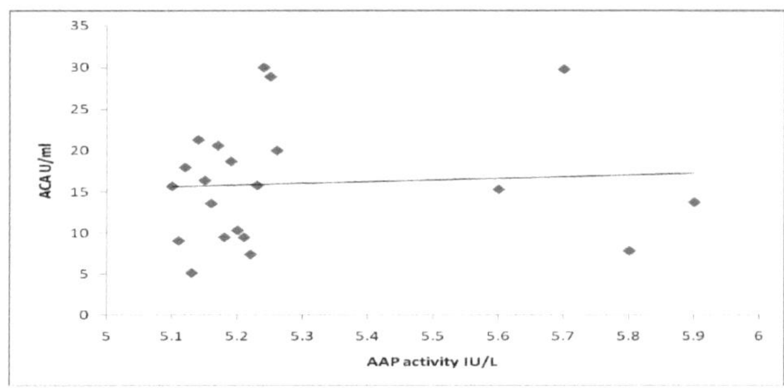

Dodatek 7: Współczynnik korelacji między AAP i ACA w przypadku pojedynczej aborcji w pierwszym trymestrze . (r =0.063)

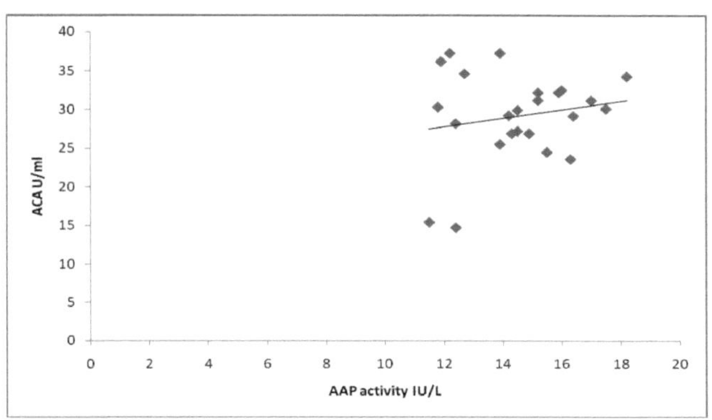

Dodatek 8: Współczynnik korelacji między AAP i ACA przy powtarzających się aborcjach w pierwszym trymestrze . (r = 0.18)

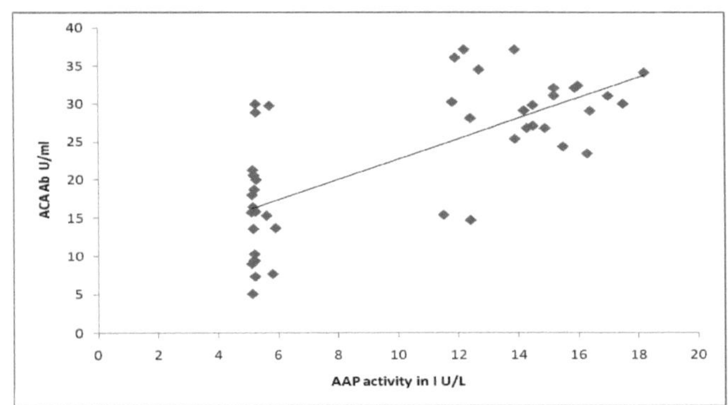

Dodatek 9: Współczynnik korelacji między AAP i ACA przy aborcji . (r =0.712)

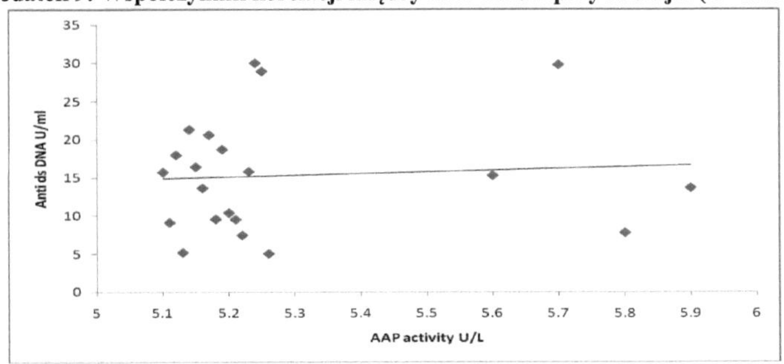

Dodatek 10: Współczynnik korelacji między pojedynczą aborcją AAP i Antid-DNAin w pierwszym trymestrze . (r = 0.072)

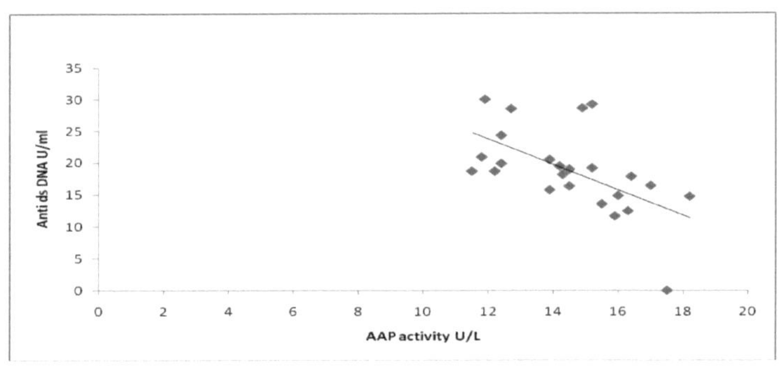

Dodatek 11: Współczynnik korelacji pomiędzy AAP i nawrotową aborcją Antid-DNAin w pierwszym trymestrze . (r = -0.495)

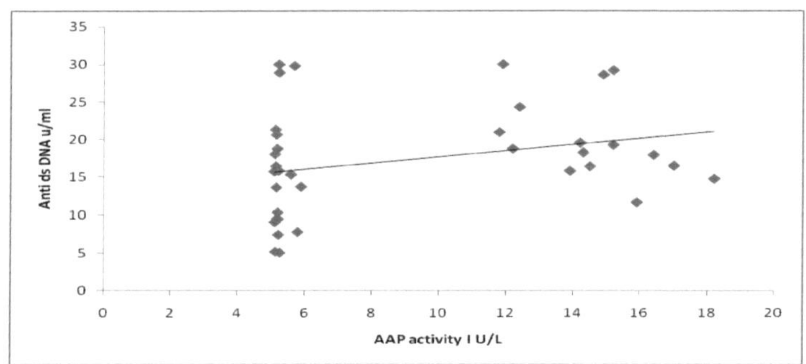

Dodatek 12: Współczynnik korelacji pomiędzy AAP i aborcją Antid-DNAin . (r = 0.229)

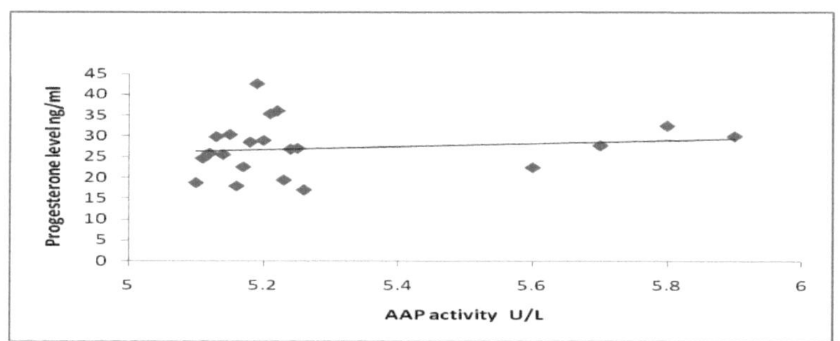

Dodatek 13: Współczynnik korelacji między AAP i progesteronem w pojedynczej aborcji w pierwszym trymestrze . (r = 0.144)

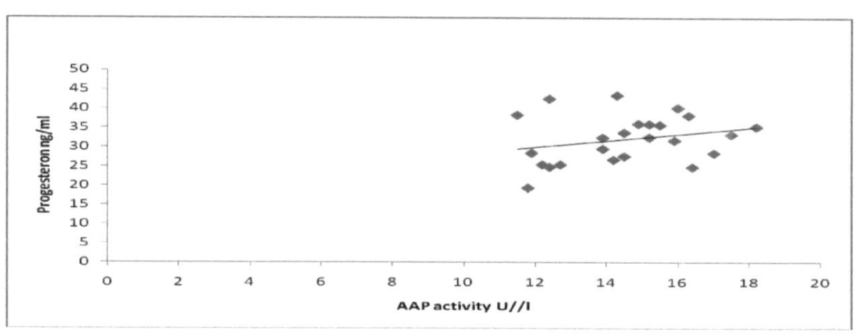

Dodatek 14: Współczynnik korelacji pomiędzy AAP i progesteronem w nawracających aborcjach w pierwszym trymestrze. (r = 0.258)

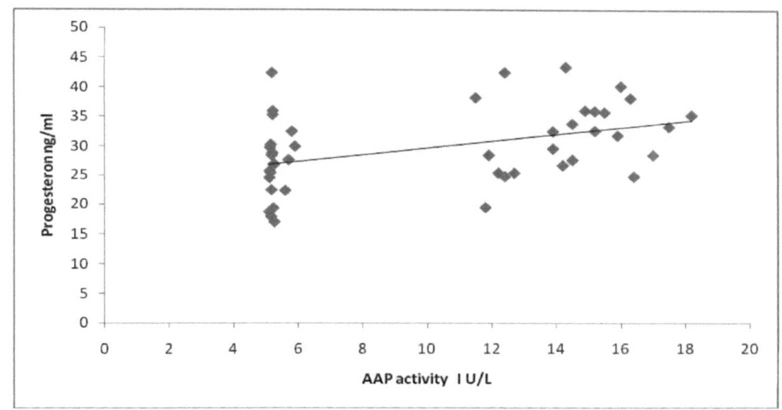

Dodatek 15: Współczynnik korelacji między AAP i progesteronem w czasie aborcji .(r = 0,416)

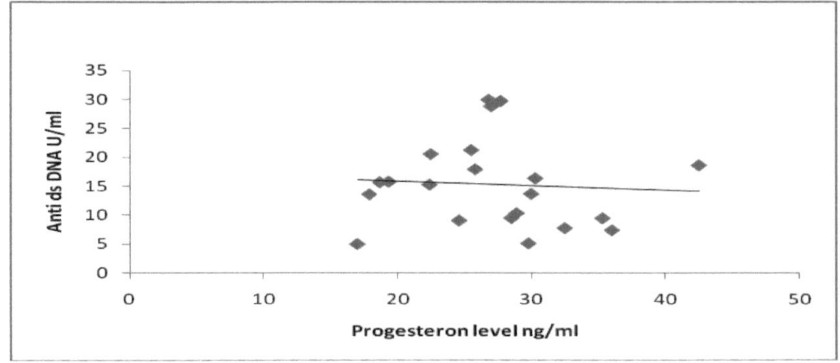

Dodatek 16: Współczynnik korelacji pomiędzy pojedynczą aborcją progesteronu i antybiotykami-DNAin w pierwszym trymestrze. (r = - 0.022)

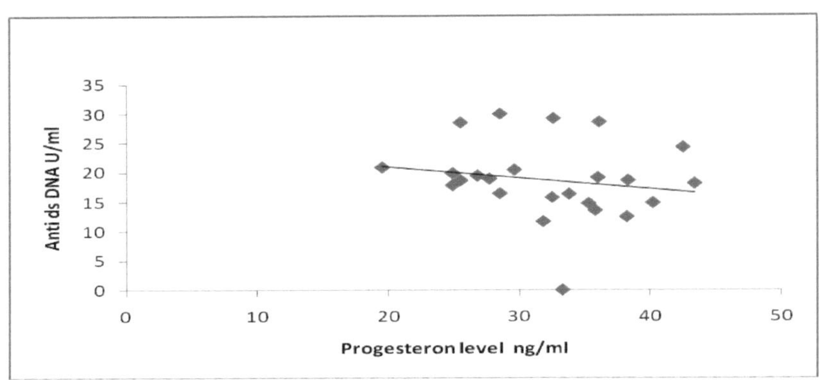

Dodatek 17: Współczynnik korelacji pomiędzy progesteronem a nawracającą aborcją antydNAiną w pierwszym trymestrze . (r = - 0.17)

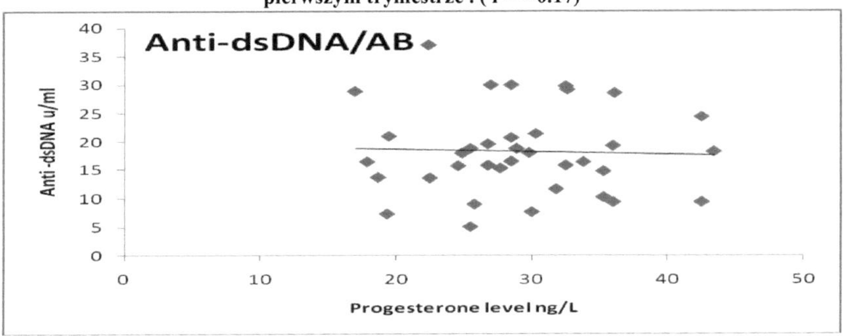

Dodatek 18: Współczynnik korelacji pomiędzy progesteronem a aborcją anty-dsDNAin . (r = 0.144)

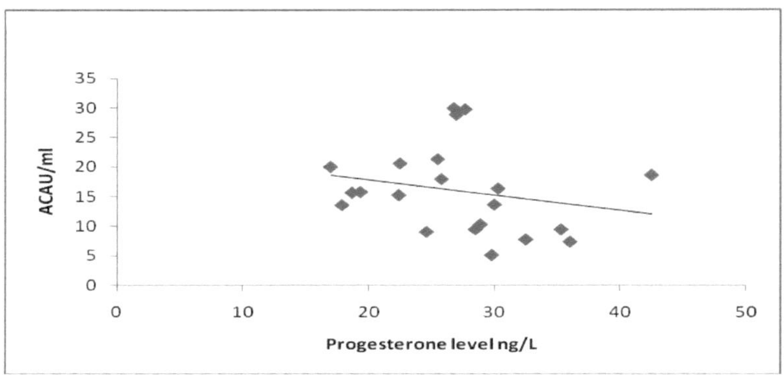

Dodatek 19: Współczynnik korelacji pomiędzy pojedynczą aborcją progesteronu i ACA w pierwszym trymestrze . (r = - 0.06)

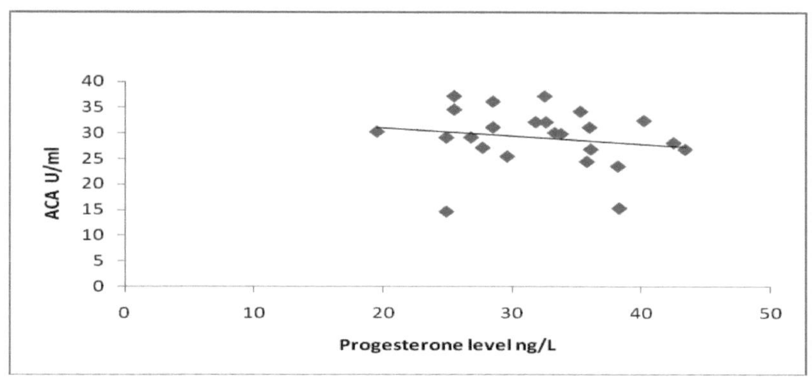

Dodatek 20 : Współczynnik korelacji pomiędzy progesteronem a ACA przy nawracającej aborcji pierwszy trymestr . (r = 0.192)

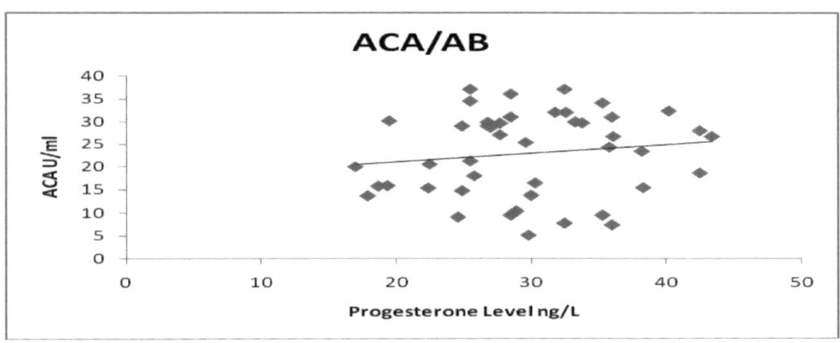

Dodatek 21: Współczynnik korelacji pomiędzy progesteronem a ACA w czasie aborcji . (r = 0.108)

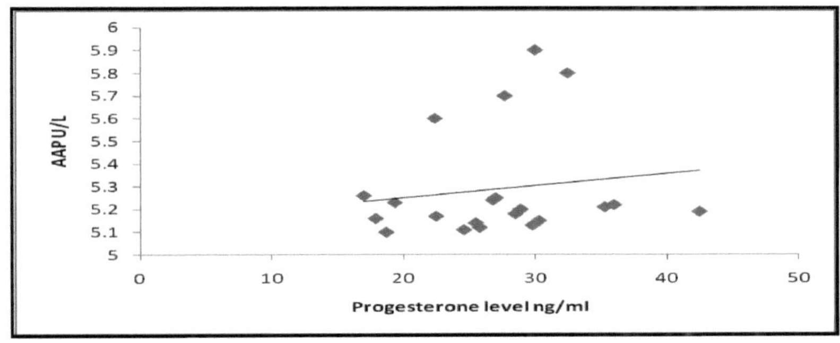

Dodatek 22: Współczynnik korelacji między progesteronem a AAP w pierwszym trymestrze pojedynczej aborcji .

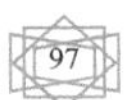

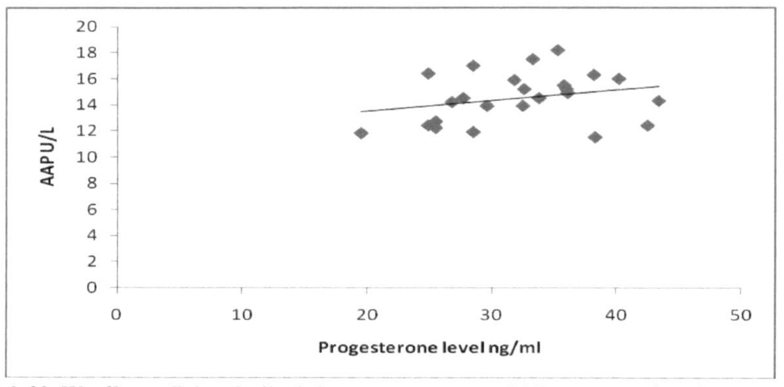

Dodatek 23: Współczynnik korelacji między progesteronem a AAP w nawracających przypadkach aborcji w pierwszym trymestrze ciąży

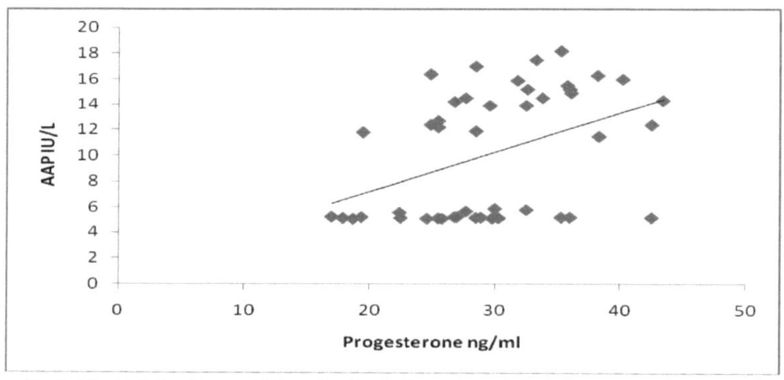

Dodatek 24: Współczynnik korelacji między progesteronem a AAP przy aborcji

Spis treści

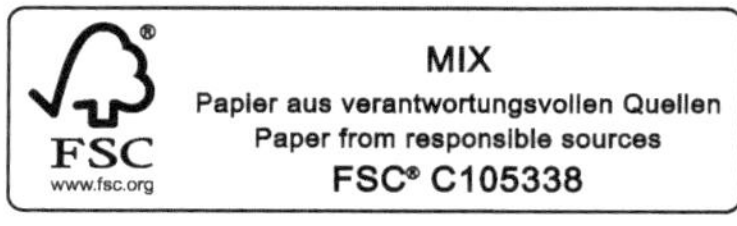

Printed by Books on Demand GmbH, Norderstedt / Germany